中医祛病 系列

边学边用

推拿 小儿

臧俊岐◎主编

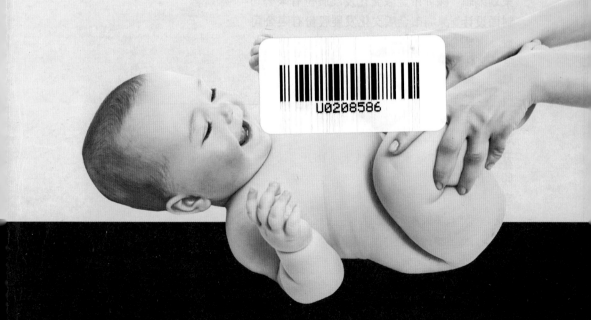

新疆人民出版总社
新疆人民卫生出版社

图书在版编目（CIP）数据

小儿推拿边学边用/臧俊岐主编. --乌鲁木齐：
新疆人民卫生出版社,2016.12
（中医祛病系列）
ISBN 978-7-5372-6855-4

Ⅰ.①小… Ⅱ.①臧… Ⅲ.①小儿疾病－推拿 Ⅳ.
①R244.15

中国版本图书馆CIP数据核字(2017)第017384号

小儿推拿边学边用
XIAOER TUINA BIANXUEBIANYONG

出版发行	新疆人民出版总社 新疆人民卫生出版社
责任编辑	胡赛音
摄影摄像	深圳市金版文化发展股份有限公司
策划编辑	深圳市金版文化发展股份有限公司
封面设计	深圳市金版文化发展股份有限公司
地　址	新疆乌鲁木齐市龙泉街196号
电　话	0991-2824446
邮　编	830004
网　址	http://www.xjpsp.com
印　刷	深圳市雅佳图印刷有限公司
经　销	全国新华书店
开　本	173毫米×243毫米　16开
印　张	12
字　数	150千字
版　次	2017年3月第1版
印　次	2019年1月第6次印刷
定　价	29.80元

　　孩子生病，最揪心的莫过于各位爸妈。为了让孩子的病尽快好起来，有些爸妈急得乱求医，给宝宝吃药、挂点滴，甚至乱用抗生素。其实很多小儿常见病可以不吃药、不打针，可以通过刺激孩子身上的穴位，激发孩子自身的免疫功能，有效祛除疾病。小儿推拿疗法就是不错的选择。

　　小儿推拿又称为小儿按摩，是一种纯绿色自然疗法。随着现代人健康理念的更新，有些家长为了不让孩子遭受打针吃药之苦，开始采用推拿疗法给孩子保健治病。小儿推拿一般适合6岁以下的小孩，对3岁以下的宝宝疗效更为显著。孩子的身体相当于一个"大药库"，身上的每个穴位都相当于一味中药。穴位有点状穴、线状穴、面状穴等，在推拿操作方法上强调轻快柔和、平稳着实，对常见病、多发病均有较好的疗效，对消化道病症疗效尤佳。

　　小儿推拿在2013年被正式列入"国家基本公共卫生服务项目"，是中医药项目第一次进入"公卫"项目。因小儿推拿有以下特点：简单易学、方便操作、疗效显著、无毒副作用，也越来越受到儿科专家的重视以及家庭的认可和青睐，家长熟练之后很快就能在家轻松为孩子治病。在治疗的过程中，通过父母和孩子的接触与沟通，不仅能够减轻孩子心里对病痛的恐惧，而且对他的身心发育都有好处。

　　为方便父母们更好的认识了解和运用小儿推拿，本书详细介绍了如何诊断小儿的健康、小儿推拿的基础知识、小儿身上多个关键穴位的推拿方法以及小儿常见病的推拿疗法。本书内容充实，深入浅出，手法明晰，图文结合，步骤详细，易学易懂，让父母们一学就会，一用就灵。

目录

第1章

守护孩子的健康，
从小儿推拿基本技巧开始

了解小儿的年龄分期，做超能妈妈...............002

宝宝的生理、病理特点.....................004

读懂小儿的语言，中医望闻问切.................006

打开宝宝健康的钥匙——小儿的特定穴位.....011

4种简单的找穴技巧.......................012

妈妈一定要懂的小儿推拿基本常识..............014

巧学小儿推拿，捏捏按按百病消.................017

小儿推拿的适应证及禁忌证.......................020

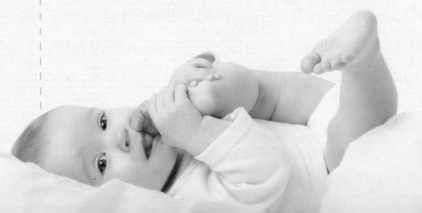

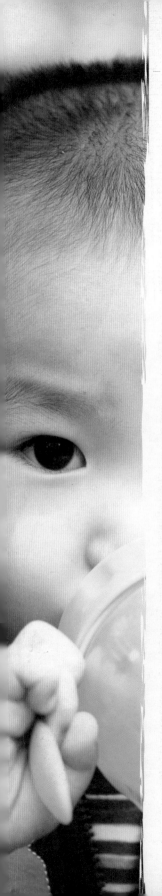

第2章

穴位理疗，
撑起宝宝健康的"保护伞"

小儿头面部特效穴 022

开天门（解表发汗特效穴） 022

推坎宫（疏风解表止头痛） 023

揉天心（安神醒脑祛表邪） 024

按揉天柱（清利头目强筋骨） 025

揉印堂（清利明目通鼻窍） 026

掐人中（醒神开窍急救穴） 027

按揉太阳（宁神醒脑止头痛） 028

揉囟门（镇静安神通官窍） 029

按揉百会（遗尿脱肛有特效） 030

点按四神聪（益智补脑止头痛） 031

推天柱骨（降逆止呕祛风寒） 032

拿捏风池（发汗解表治项强） 033

按压承浆（小儿流涎有特效） 034

提拿睛明（各种眼病均有效） 035

揉按承泣（明目定神防近视） 036

按揉四白（祛风明目通经络）.................037

揉鱼腰（镇惊安神通经络）.................037

按揉迎香（祛风通窍治鼻炎）.................038

揉按丝竹空（降浊除湿止头痛）.................039

揉按瞳子髎（养肝明目祛湿浊）.................040

揉按阳白（清头明目祛风热）.................041

按压听宫（聪耳开窍治耳鸣）.................042

按压听会（开窍聪耳通经络）.................042

按揉风府（通关开窍散湿热）.................043

小儿胸腹部特效穴.........................044

摩乳旁（宽胸理气止咳痰）.................044

分推胁肋（顺气化痰消食积）.................045

揉按肚角（理气消食止腹痛）.................046

摩腹（健脾助运除腹胀）.................047

分推膻中（快速止咳又平喘）.................048

揉天突（降逆止呕有奇功）.................049

揉乳根（化痰止咳除胸闷）.................050

揉中脘（健脾养胃吃饭香）.................051

摩神阙（腹泻便秘不再愁）.................052

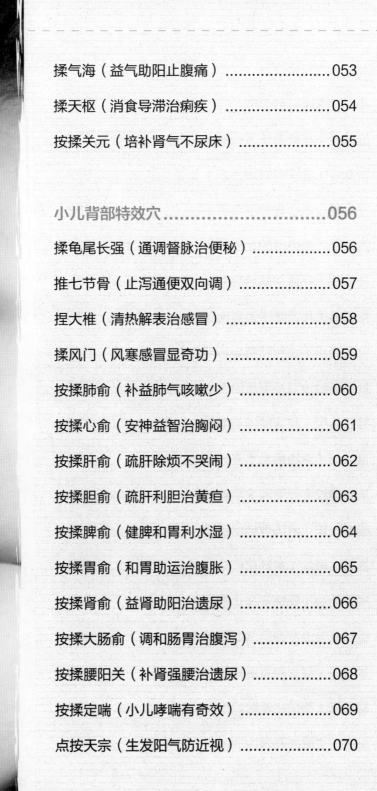

揉气海（益气助阳止腹痛）..................053

揉天枢（消食导滞治痢疾）..................054

按揉关元（培补肾气不尿床）..................055

小儿背部特效穴..........................**056**

揉龟尾长强（通调督脉治便秘）..................056

推七节骨（止泻通便双向调）..................057

捏大椎（清热解表治感冒）..................058

揉风门（风寒感冒显奇功）..................059

按揉肺俞（补益肺气咳嗽少）..................060

按揉心俞（安神益智治胸闷）..................061

按揉肝俞（疏肝除烦不哭闹）..................062

按揉胆俞（疏肝利胆治黄疸）..................063

按揉脾俞（健脾和胃利水湿）..................064

按揉胃俞（和胃助运治腹胀）..................065

按揉肾俞（益肾助阳治遗尿）..................066

按揉大肠俞（调和肠胃治腹泻）..................067

按揉腰阳关（补肾强腰治遗尿）..................068

按揉定喘（小儿哮喘有奇效）..................069

点按天宗（生发阳气防近视）..................070

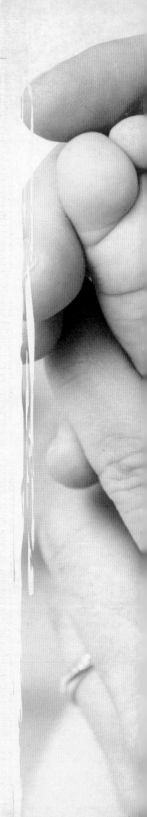

小儿上肢部特效穴 071

推肺经（宣肺清热治咳喘）......... 071

推脾经（健脾养胃治疳积）......... 072

推心经（养心安神退高热）......... 073

推肝经（熄风镇惊止抽搐）......... 074

推肾经（补肾益脑治遗尿）......... 075

推胃经（和胃降逆泻胃火）......... 076

推大肠经（清利肠腑导积滞）......... 077

推小肠经（温补下焦治遗尿）......... 078

推三焦经（和胃助运治腹胀）......... 079

推六腑（清热解毒治多汗）......... 080

推大横纹（行滞消食治腹胀）......... 081

掐小横纹（清热散结治口疮）......... 082

推掌小横纹（宣肺化痰止咳嗽）......... 083

揉小天心（镇惊安神止抽搐）......... 084

运外八卦（宽胸理气助散结）......... 085

揉板门（健脾和胃治腹胀）......... 086

掐端正（降逆止呕治痢疾）......... 087

掐老龙（醒神开窍治惊风）......... 088

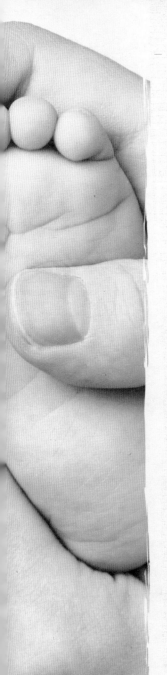

掐揉二马（散结利水治淋症）.....................089

掐五指节（安神镇惊通关窍）.....................090

掐揉二扇门（清热解表治风寒）.....................091

推三关（温阳散寒防感冒）.....................092

揉按洪池（调和气血止痹痛）.....................093

清天河水（清热解表好除烦）.....................094

揉肾顶（固表止汗治汗多）.....................095

运内劳宫（清热除烦治口疮）.....................096

揉外劳宫（通经活络止痹痛）.....................097

掐少商（清热泻火治肺热）.....................098

掐商阳（清热泻火治疟疾）.....................098

掐合谷（镇静止痛通经络）.....................099

按揉外关（补阳益气止痹痛）.....................100

按揉内关（宁心安神治痛症）.....................101

掐十宣（急救穴位治昏厥）.....................102

小儿下肢部特效穴 **103**

揉百虫窝（疏通经络止抽搐）.....................103

揉按委中（熄风止痉治惊风）.....................104

推箕门（清热利尿治水泻）.....................104

按揉阴陵泉（健脾理气利水湿）................. 105

按揉后承山（通经活络止抽搐）................. 106

按揉三阴交（调和气血通经络）................. 107

按揉丰隆（化痰平喘和胃气）................. 108

按揉上巨虚（通经活络调肠胃）................. 109

按揉足三里（通络导滞治腹泻）................. 110

按揉涌泉（散热生气治失眠）................. 111

点按膝眼（活血通络利关节）................. 112

揉昆仑（活络通经治腰腿痛）................. 113

掐解溪（清胃安神疗腹泻）................. 114

第3章

小儿常见病，
推拿按揉即可扫除宝宝烦恼

小儿感冒（风寒风热辨证疗）................. 116

小儿咳嗽（呼吸不畅兼咳痰）................. 118

小儿发热（面红目赤体温高）................. 120

小儿扁桃体炎（咽痛不适伴发热）................. 122

小儿夜啼（啼哭不宁难入睡）................. 124

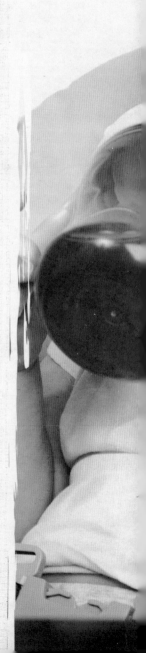

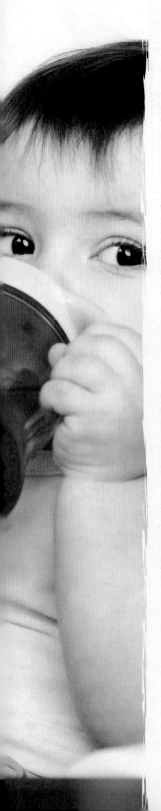

小儿哮喘（抬肩喘息呼吸难）..................126

小儿流鼻血（鼻腔干燥内火旺）..................128

小儿厌食（食欲减退体质差）..................130

小儿消化不良（饮食不消腹部胀）..................132

小儿便秘（大便燥结难排出）..................134

小儿腹泻（肠鸣便稀免疫差）..................136

小儿流涎（口角流涎唾液多）..................138

小儿遗尿（先天不足常尿床）..................140

小儿盗汗（自汗盗汗气阴虚）..................142

小儿落枕（睡姿不当头颈痛）..................144

小儿失眠（睡眠不安易惊醒）..................146

小儿湿疹（皮肤出疹多湿热）..................148

小儿牙痛（牙龈肿痛胃火盛）..................150

小儿鼻炎（鼻塞鼻痒流鼻涕）..................152

小儿肥胖（营养过剩体质差）..................154

小儿惊吓（心虚胆怯易受惊）..................156

小儿百日咳（咳嗽尾音如鸡鸣）..................158

小儿咽炎（咽部充血咽痒痛）..................160

小儿惊风（高热神昏伴抽搐）..................162

小儿多动症（多动爱跑学习差）..................164

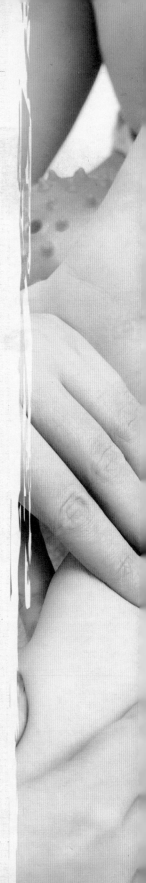

小儿手足口病（疱疹溃破疼痛甚）................ 166

小儿肠梗阻（腹痛腹胀无排便）.................. 168

第4章

治病不如防病，
日常保健才是健康的根本

保护视力（眼睛明亮视力好）.................... 170

益智补脑（大脑聪明学习好）.................... 171

强健骨骼（骨骼强壮个子高）.................... 172

清热泻火（排出热毒不上火）.................... 173

养心安神（睡得香甜不哭闹）.................... 174

健脾养胃（脾胃好，吃饭香）.................... 175

消食化积（肠胃消化不积食）.................... 176

调理肠道（排便正常消化好）.................... 177

益气养血（气血充足体质好）.................... 178

消除疲劳（精力充沛不叫累）.................... 179

强身健体（身体棒棒少生病）.................... 180

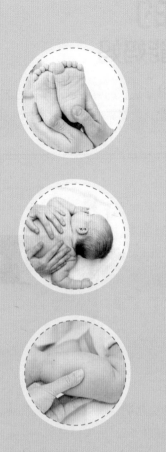

第1章

守护孩子的健康，从小儿推拿基本技巧开始

中医常言：有诸内，必形于诸外。而经络就是这样一部移动的人体百科全书，它既能告诉我们我们的身体健不健康，又能帮助我们治疗疾病、保健养生。儿科俗称哑科，父母们常常会有各种担忧与困扰，如孩子不爱吃饭、不爱长个子、容易生病等。那么怎样才能让孩子健康成长呢？小儿推拿可以帮助你。

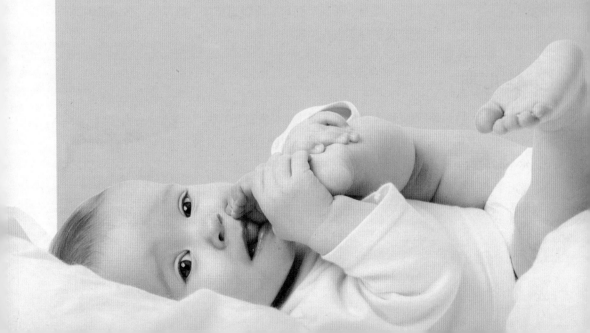

了解小儿的
年龄分期，做超能妈妈

父母最大的希望就是看到孩子健康快乐地成长，但孩子成长的每一步，你真的都了解吗？孩子成长过程中的不同时期，身体结构有不同的变化，营养需求和护理都是不同的。

◆ 胎儿期

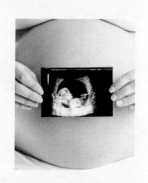

胎儿期是指从受孕到分娩共40周。胎儿完全依靠母体生存。胎儿的各个系统逐步分化形成，妈妈的健康保健对胎儿的生长发育影响巨大。妈妈的身体若是受到物理或药理损伤、感染、营养缺乏、心理创伤、疾病等因素影响，会直接影响胎儿发育，严重者可导致流产、死胎、胎儿先天性疾病或生理缺陷等。

◆ 新生儿期

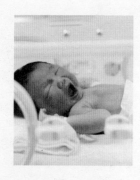

从出生到满28天期间称为新生儿期。新生儿的内外环境发生了很大变化，开始呼吸和调整血液循环，依靠自己的消化系统和泌尿系统，摄取营养和排泄代谢产物。形体上体重增长迅速，大脑皮层主要处于抑制状态，兴奋度低。新生儿患病死亡率高，如畸形、窒息、胎黄、脐风、呼吸道感染、惊风等，多因胎内、分娩以及护理不当有关系。

◆ 婴儿期

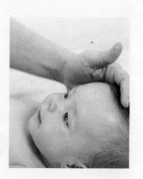

从出生28天后到满1周岁称为婴儿期。婴儿生长发育非常快，对营养的要求非常高，多为母乳或牛乳喂养，辅助食品可适当增加。这个时候的小婴儿脏腑娇嫩，形气未充，抗病能力较弱。恶心、呕吐、腹泻、营养不良等消化系统疾病以及感冒等感染性疾病易发作。

◈ 幼儿期

从1周岁到3周岁称为幼儿期。小儿体格增长较前一段时间缓慢，生理功能日趋完善，乳牙逐渐出齐，语言能力发展迅速，可断奶喂养。此时饮食喂养不当有可能会引起厌食、呕吐、腹泻以及营养不良等病症，且急性传染病的患病概率增加。

◈ 幼童期

从3周岁到7周岁称为幼童期。幼童体格生长减缓，而神经系统发育迅速，语言能力进一步提高、理解和模仿能力增强。此时的幼童活泼好动，但又对未知危险没有防范能力，常会导致中毒、溺水、摔伤等意外事故。同时，幼童自身的抗病能力有所提高，肺腑疾病的患病率有所下降。

◈ 儿童期

从六七周岁到十二三周岁称为儿童期。儿童体重增长加快，更换乳牙，除生殖系统外，其他身体器官发育接近成人水平，身体营养需求旺盛。对疾病的抵抗能力进一步增强，学龄儿童的近视发病率大大增加，同时龋齿、肾病综合征、哮喘、过敏性紫癜、风湿等疾病发病率提高。

◈ 青春期

女孩一般从十一二周岁到十七八周岁称为青春期，男孩则是从12~14周岁到18~20周岁称为青春期。青春期的孩子生殖系统发育迅速，体格增长较快，身高明显增长，第二性征显现，心理和生理变化明显。生长旺盛带来烦恼的痤疮、第二性征发育异常等疾病。青春期是一个特殊时期，儿童的生理、心理变化大，保健有其相应的要求。青春期对于孩子顺利完成从儿童向成人的过渡，使之身心健康地走向社会，有着非常重要的意义。

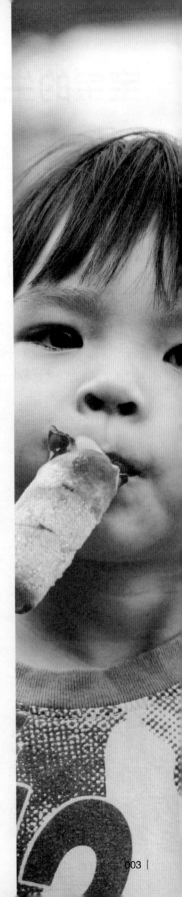

宝宝的生理、病理特点

　　小儿的生理结构及其生理功能尚未发育完全，因此与成人是有所区别的。那么小儿的生理特点与病理特点是怎样的呢？又独特在哪？与大人都有什么不同？

　　这里，我们来为您逐一阐述。

◆ 小儿生理的基本特点

脏腑娇嫩，形气未充

　　"脏腑娇嫩，形气未充"概括地说明小儿处于生长发育时期，其机体脏腑的形态都还没有成熟、各种生理功能尚未健全。小儿脏腑柔弱，对病邪侵袭、药物攻伐的抵抗和耐受能力都比较低。这就是为什么与成人相比，小儿更容易感受风寒或风热邪气，出现发热、鼻塞流涕、咳嗽等症状；为什么小儿在使用攻伐之品的时候，与成人相比，用量也会偏小、禁忌相对较多。小儿形、气，即五脏六腑、四肢百骸、气血津液等，均未充盛，人体的各种生命现象还不能完全表达，如小儿的语言能力、行为能力都比成人差，生殖能力直到青春期后才能逐步完善等。

　　小儿的脏腑娇嫩，其中又以肺、脾、肾三脏不足更为突出。这是由于小儿出生后肺脏、脾脏、肾脏皆成而未全、全而未壮。古代医家把小儿"阳常有余，阴常不足；肝常有余，脾常不足；心常有余，肺常不足；肾常虚"这种三有余，四不足的生理现象称为"稚阴稚阳"。

生机蓬勃，发育迅速

　　由于脏腑娇嫩，形气未充，所以在生长发育过程中，小儿的体格、智力以及脏腑功

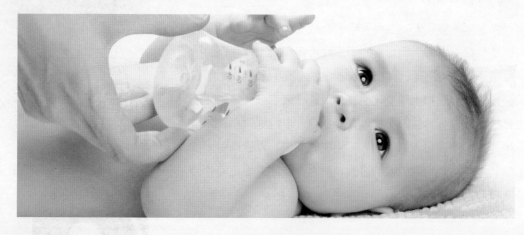

能，都不断地趋向完善、成熟。如小儿的身长、胸围、头围随着年龄的增加而增长，小儿的思维、语言、动作能力随着年龄的增加而迅速地提高。小儿的年龄越小，生长越快。因此，古代医家把小儿这种生机蓬勃，发育迅速的生理现象称为"纯阳"。

◆ 小儿病理的基本特点

发病容易，传变迅速

小儿脏腑娇嫩，形气未充，为"稚阴稚阳"之体，年龄越小，机体功能比较脆弱，形成了小儿的抵御外邪的能力较弱，对病邪抵抗力较差，且小儿冷暖不知自调，饮食不知自节，对自然界适应力较差，一旦调护失宜，在外容易被外邪所伤，如感冒、咳嗽、肺炎等；在内容易为饮食所伤，如消化不良、胃胀、腹泻等。表现出比成人更容易生病，且年龄越小，发病率越高的特点。小儿发病容易，突出表现在肺、脾、肾系疾病及传染病方面。

小儿病变迅速的病理特点，主要表现在寒热虚实的迅速转化方面，即易虚易实、易寒易热的病理表现特点。易虚易实是指小儿一旦患病，则邪气易实，而机体的正气易虚，病之初常见邪气呈盛势的实证，但可迅速出现正气被损的虚证或虚实并见，错综复杂的病症表现。易寒易热主要是指在疾病过程中，由于小儿"稚阴未长"，故易见阴伤阳亢，表现为热证；又由于小儿"稚阳未充"，故容易出现阳气虚衰，表现为阴寒证。

脏气清灵，易趋康复

与成人相比，小儿为纯阳之体，生机蓬勃，活力充沛，脏气清灵，病因单纯，少有七情（喜、怒、忧、思、悲、恐、惊过度）的伤害。在患病后，只要经过及时恰当的治疗和护理，病情好转就会比成人快，容易恢复健康。因而，小儿患病虽具有发病容易、传变迅速的特点，但一般说来，病情好转的速度较成人更为迅速、疾病治愈的可能也较成人更大。

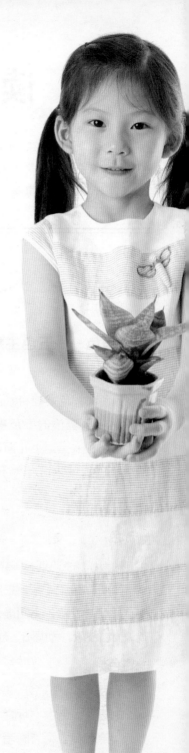

读懂小儿的语言，
中医望闻问切

儿科素有"哑科"之称，临床诊断上主张以望、闻、问、切四诊合参的方式辨证论治。其中，望诊尤为重要。

望诊

1.望神色——五色主病，五脏配五色

颜面部神色是脏腑气血盛衰的外部表现，中医望诊的五色主病，即赤、青、黄、白、黑。小儿面色以红润而有光泽为正常，枯槁无华为不良。

◎五色主病

→赤色

病因：多主热证，实热或虚热。

主病：面红耳赤，主实热。午后颧红，手足心发热，主阴虚。两侧颧红如妆，面白肢厥，为虚阳上越。

→青色

病因：寒证、痛证、瘀血、惊风。

主病：面色白中带青，愁苦哭闹，多为里寒腹痛。面青晦暗，神昏抽搐，常见于惊风和癫痫发作。面青唇紫，呼吸急促，主肺气闭塞，气血瘀阻。

→黄色

病因：多属脾虚或脾胃湿滞。

主病：面色萎黄，形体消瘦，多为脾胃失常，常见于疳证。面黄无华，脐中阵痛，夜间磨牙，为寄生虫病。面目小便俱黄，主黄疸。小儿刚出生时的黄疸为胎黄，有生理性和病理性之别。

→白色

病因：寒证、虚证。

主病：面白浮肿，为阳虚水泛。面白无华，唇色指甲淡白，多为血虚。面色㿠白，为阳气不足。面色苍白，四肢厥冷，多为滑泄吐利，阳气暴脱。

→黑色

病因：寒证、痛证、瘀血、水饮。

主病：面色青黑，手足逆冷，多为阴寒里证。面色黑而晦暗，伴有腹痛、呕吐，多为药物或食物中毒。面色青黑晦暗，为肾气衰惫，不论新病、久病，皆属危重。若小儿面色黑红，身壮无病，是先天肾气充沛的表现。

◎五脏配五色

五脏配五色，即左腮为肝，右腮为肺，额上为心，鼻为脾，颔为肾。中医说，有诸内，必形于诸外。也就是说，我们可以根据颜面部的器官组织来判断小儿的身体有没有生病，哪里生病了。

2.望形态

◎望形体

头方，囟门宽大，当闭不闭，可见于五迟证（立迟、行迟、语迟、发迟、齿迟）。前囟及眼窝凹陷，皮肤干燥，可见于婴幼儿泄泻，阴伤液脱。胸廓高耸如鸡胸，可见于佝偻病、哮喘病。肌肉松弛，皮色萎黄，多见于厌食、偏食、反复感冒。腹部膨大，肢体瘦弱，毛发稀疏，额上有青筋显现，多属疳积。毛发枯黄，或毛发容易脱落，多为气血亏虚。

◎望动态

小儿喜俯卧者，为乳食内积；喜倦卧者，多为寒证腹痛。颈项强直，手指开合，四肢拘急抽搐，角弓反张，多为

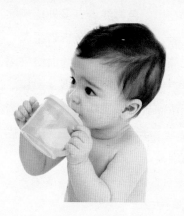

惊风。若翻滚不安，呼叫哭吵，两手抱腹，多为盘肠气痛所致。端坐喘促，喉中痰鸣，为哮喘。咳逆且鼻翼煽动，胁肋凹陷如坑，呼吸急促，为肺炎喘嗽。

3.审苗窍

◎察舌

正常小儿舌体柔软、淡红润泽、伸缩自如，舌面有干湿适中的薄苔。舌体胖嫩，舌边齿痕显著，为脾肾阳虚，痰湿内停。舌体肿大，色青紫，为气血瘀滞。舌体僵硬，多为热盛伤津。急性热病中出现舌体短缩，舌干绛者，则为热盛津伤。吐舌不收，为心气将绝。时时用舌舔口唇，为脾经伏热所致。

舌质：正常舌质淡红。舌起粗大红刺，状如草莓者，常见于猩红热。

舌苔：苔黄腻为湿热内蕴，或乳食内积。舌苔剥脱，状如地图，为胃气阴不足。若舌苔厚腻，伴便秘腹胀者，为宿食内积。

◎察目

黑睛等圆，目珠灵活，目光有神，开合自如，是肝肾气血充沛。睡觉时白睛外露，为脾虚气弱。眼睑下垂不能提起，为气血两虚。两目呆滞迟钝，是肾精不足，或惊风先兆。眼膜中有蓝斑，多为有寄生虫。

◎察鼻

长期鼻流浊涕，气味腥臭，为肺经郁热犯鼻。鼻翼煽动，伴气急喘促，为

肺气闭郁。

◎察口

察唇：唇色樱红，为暴泻伤阴。面颊潮红，口唇周围苍白，为猩红热。

察口：口疮，为心脾积热。口内白屑成片，为鹅口疮。两颊黏膜有针尖样大小白点，周围红晕，为麻疹黏膜斑。

察咽喉：咽红，扁桃体红肿疼痛为外感风热或胃火上炎。扁桃体大而不红，肥大，为痰热或气虚。咽痛微红，有灰白色假膜，不易拭去，为白喉。

◎察耳

耳壳丰厚红润，为先天肾气充沛。耳壳薄软，耳舟不清为先天肾气未充。以耳垂为中心的腮部漫肿疼痛，为痄腮。

◎察二阴

男孩阴囊不松不紧为神气充沛。若阴囊松弛，多为体虚或发热。阴囊中睾丸肿大透亮不红，为水疝。阴囊中有物下坠，时大时小，上下可移，为狐疝。女孩前阴潮红灼热，常见于湿热下注，或蛲虫病。小儿肛门潮湿红痛，多属尿布皮炎。

◎辨斑疹

疹细小状如麦粒，潮热3～4天出疹，口腔颊黏膜出现麻疹黏膜斑者为麻疹。皮疹细小，呈浅红色，身发热不高，常见于风疹。皮肤红如锦，发热，舌绛如草莓，常见于猩红热。丘疹、疱疹、结痂并见，疱疹内有水液色清，见于水痘。斑丘疹大小不一，如云出没，瘙痒难忍，常见于荨麻疹。

◎察二便

新生儿出生后3～4天内，大便呈黏稠糊状，褐色，无臭气，为胎粪。单纯母乳喂养之婴儿大便呈卵黄色，稠而不成形，稍有酸臭气。米泔水样便为积滞疳积。

◎察指纹

小儿的指纹是指小儿食指虎口内侧的桡侧面所显露的一条脉络，自虎口向指端，按指节依次分为风、气、命三关。在光线充足的地方，一手捏住小儿食指，用另一手拇指桡侧，从小儿食指段命关到风关，用力地推几下，指纹即显露。

纹在风关是邪浅病轻，纹达气关是感邪较重，纹透命关则病尤重。若指纹透过风、气、命三关，一直延伸指端者，即所谓"透关射甲"，提示病情危重。正常指纹红黄相兼，不浮不沉，隐隐现于风关之内。指纹浮现明显者，多为病邪在表；指纹沉而不显者，多为病邪在里。色鲜红者，多外感风寒；色紫红者，多为热证；色青者主风、主惊、主痛；色紫黑者，多为血络瘀闭，病情危重。指纹细而浅淡者，多属虚证；粗而浓滞者，多属实证。察小儿指纹的口诀为：浮沉分表里，红紫辨寒热，淡滞定虚实，三关测轻重。

闻诊

1.啼哭声

因饥饿引起的啼哭多绵长无力，口作吮乳状。腹痛引起的多哭声尖锐，忽缓忽急，时作时止。肠套叠引起的哭声多尖锐阵作，伴呕吐及果酱样或血样大便。夜卧啼哭，睡眠不安，白天如常者多为夜啼。

2.呼吸声

正常小儿呼吸均匀调和。若小儿呼吸稍促，用口呼吸者，常因鼻塞所致。呼吸急迫，甚则鼻煽，咳嗽频作者为肺气闭郁。呼吸窘迫，面青不咳或呛咳，常为异物堵塞气道。呼吸微弱及吸气如哭泣样，为肺气欲绝。

3.咳嗽声

咳声嘶哑如犬吠者，常见于白喉、急喉风。连声咳嗽，夜咳为主，咳而呕吐，伴鸡鸣样回声者为百日咳。

4.语言声

高声尖叫，为剧痛所致。谵语妄言，声高有力，兼神志不清，为热闭心包的征象。

5.闻气味

口气秽臭，多为肺胃积热，伤食积滞，浊气上蒸。口气腐臭，兼浓痰带血，多属肺痈。大便气味酸腐，多因伤食。大便臭气不明显，完谷不化，多为脾肾虚寒。小便气味臊臭，多因湿热下注。小便清长如水，多属脾肾阳虚。呕吐物酸腐，多因食滞化热。呕吐物臭秽如粪，多因肠结气阻，秽粪上逆所致。

问诊

1.问寒热

发热持续，热势枭张，面黄苔厚，多为湿热蕴滞。夏季高热，持续不退，伴有无汗，口渴，小便多，秋凉后自平，往往是夏季热。夜间发热，腹壁、手足心热，胸腹满闷，食欲不振者，多为内伤乳食之征。

2.问头身

肢体瘫痪不用、强直屈伸不利为硬瘫，多为风痰入络，血瘀气滞。痿软，不能屈伸为软瘫，多因肝肾两虚，筋骨失养。

3.问二便

便时哭闹不安，多为腹痛。

4.问饮食

腹部胀满，食欲不振甚至拒食，或兼呕吐恶心，为乳食内积。能食而消瘦，或嗜食异物，多为疳证、虫证。

5.问睡眠

睡眠不宁，辗转反侧、喜俯卧者，多为气血失和，胃弱疳积；胃弱疳积；睡中珩齿，或因虫积，或因胃气失和；夜寐不宁，肛门瘙痒，多为蛲虫。入夜因惊恐而难以入睡，多为心经失养，心神不宁。睡中惊惕，讲梦话者，多为肝旺扰神，或胃不和而卧不安。睡中露睛，多为久病脾虚。睡中磨牙，多为胃气不和，肝火内盛。寐不安宁、多汗惊惕者，常见于佝偻病脾虚肝旺证。

切诊

1.脉诊

小儿脉象，分浮、沉、迟、数、有力、无力六种。数以成人一息6～7至为度，5至以下为迟，7至以上为数。

2.按诊

◎ 按头囟

囟门隆凸，按之紧张，为囟填，多为风火痰热上攻、肝火上亢、热盛生风。囟门凹陷，为囟陷，常因阴津大伤，若见头颅骨软者为气阴虚弱、精亏骨弱。颅骨按之不坚而有弹性感多为维生素D缺乏性佝偻病。颅骨开解、头缝增宽，囟门宽大者多为解颅，多属先天肾气不足或后天髓热壅竭所致。

◎ 按颈腋

小儿在颈项、腋下部位可触及少数绿豆大小的淋巴结，活动自如，无疼痛不为病态。

◎ 按胸腹

左侧前胸心尖搏动处古称虚里，是宗气汇聚之所。搏动太强，节律不匀，为宗气内虚外泄。

若搏动过速，伴喘促，大多是因为宗气不能上接。

胸廓高耸如鸡胸，后背凸如龟背是为骨疳。

◎ 按四肢

高热时四肢厥冷的现象中医称为"热深厥亦深"，为真热假寒的表现。

◎ 按皮肤

小儿皮肤发热，但是身上不出汗，大多因为热闭于内，毛孔不得开合，汗液不得外泄的缘故。

皮肤干燥，没有光彩，没有弹性，多为吐泻阴伤之证。

打开宝宝健康的钥匙——小儿的特定穴位

我们已经了解到，孩子的生理结构与成人是有所不同的，同样的，小儿身上的特定穴位，与成人也是不尽相同的。这里，我们来学习一下孩子身上的特定穴位。

小儿穴位的形状主要呈现的是"点"状、"线"状、"面"状。两手穴位居多，故有"小儿百脉汇于两掌"之说。《千金翼方》中指出："凡诸孔穴，名不徒设，皆有深意。"而小儿穴位疗法的命名特点有三类，一是根据经络脏腑的名称命名，如心经穴、脾经穴、大肠经穴、肾经穴等；二是根据解剖部位命名，如四横纹穴、掌小横纹穴、天柱骨穴等；三是根据人体部位命名，如五指节穴、脐、腹、脊等。了解这些穴位命名的依据，有助于父母们掌握这些穴位的位置。

进行推拿操作时，每次穴位刺激所需的操作时间和次数，要根据每个小儿的不同情况而定，如年龄、体质、病情等决定，因人而异，因病而异。同时，也要根据患儿的不同病情、所需取的穴位的位置，并以便于手法操作和患儿舒适为原则，为小儿选择合适的体位。一般3岁以下可由别人抱着操作，3岁以上小儿可单独采取坐位、仰卧位、俯卧位或侧卧位等操作。施行小儿穴位疗法时，应注意和顾及患儿的情绪状况，如受到惊吓时则应立即停止推拿疗法，安抚小儿。而父母在施行穴位疗法时，应控制好自己的情绪以及力度，不要因为小儿的不配合或者其他因素就将情绪不正当地发泄，因为这样可能伤害到小儿，而无法达到治疗效果或造成其他不良的影响。操作时，家长精力要集中，要温柔，要耐心，争取患儿的积极配合，以防小儿产生恐惧心理，影响操作。

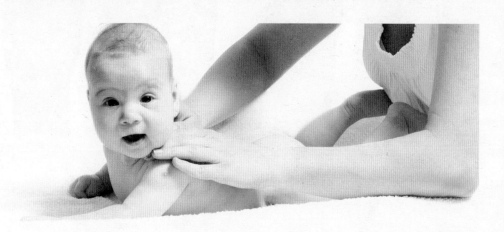

4种简单的找穴技巧

在进行小儿推拿的时候，找穴位是最重要的步骤，想要疗效好，就得找对穴位的位置。下面，我们给妈妈们介绍一些比较简单易学的找穴法宝。

◆ 手指度量法

利用自身手指作为测量穴位的尺度，中医称为"同身寸"。"手指同身寸取穴法"是幼儿按摩中最简便、最常用的取穴方法。"同身"，顾名思义就是同一个人的身体。人有高矮胖瘦，不同的人的手指尺寸也不一样长短。因此，找小儿身上的穴位时，要以小儿自身的手指作为参照物，切勿用大人的手指去测量。

1寸：大拇指指幅横宽。

1.5寸：食指和中指二指指幅横宽。

2寸：食指、中指和无名指三指指幅横宽。

3寸：食指、中指、无名指和小指四指指幅横宽。

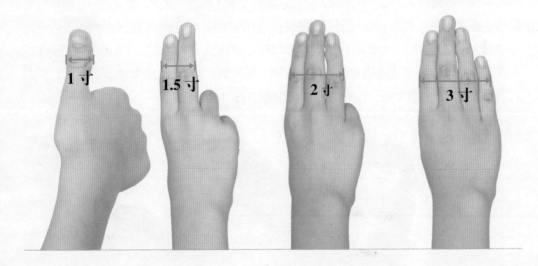

◪ 身体度量法

利用身体及线条的部位作为简单的参考度量，中医称为"骨度分寸"，如眉间（印堂穴）到前发际正中为3直寸。如两乳头之间（膻中穴）到肚脐正中为8寸。

◪ 体表标志参照法

固定标志：常见判别穴位的标志有眉毛、乳头、指甲、趾甲、脚踝等。如：神阙位于腹部脐中央。膻中位于两乳头中间。

动作标志：需要做出相应的动作姿势才能显现的标志，如张口取耳屏前凹陷处即为听宫穴。

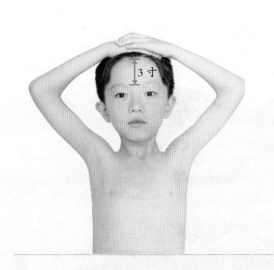

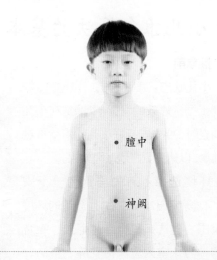

◪ 感知找穴法

身体感到异常的时候，用手指压一压，捏一捏，摸一摸，如果触摸时有痛感、硬结、痒等感觉，或和周围的皮肤有温度差异如发凉、发烫，或皮肤出现黑痣、斑点，那么那个地方就是你所要寻找的穴位。感觉疼痛的部位，或者按压时有酸、麻、胀、痛等感觉的部位，可以作为"阿是穴"治疗。阿是穴一般在病变部位附近，也可在距离病变部位较远的地方。

感知找穴法相对以上几种找穴法要简便随意，并且效果一点都不逊色。

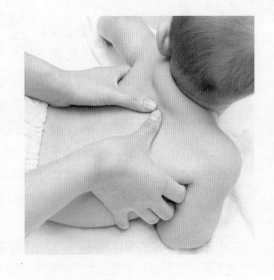

妈妈一定要懂的
小儿推拿基本常识

在给小孩进行推拿前深入了解推拿基本常识是很有必要的，这既能让我们更好地学习推拿操作，又能为孩子提供更舒适、更体贴的小服务。

◈ 小儿推拿手法的基本要求

推拿前

小儿状态：小儿过饥或过饱时，均不利于推拿疗效的发挥。因此，在小儿哭闹之时，要先安抚好小儿的情绪再进行推拿，以达到更好地保健效果。

环境选择：首先需营造一个安静、温暖(室温28℃左右)且舒适的环境与氛围。应选择避风、避强光、噪音小的地方。室内应保持安静、整洁，空气清新、温度适宜。

清洁手部：按摩前父母要摘下戒指、手镯、手表等首饰，洗净双手，

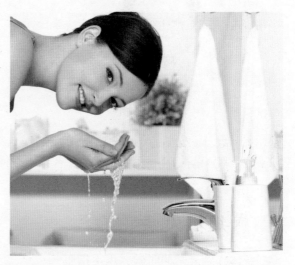

剪短指甲，刚剪过的指甲，一定要用指甲锉锉平，以免操作时误伤小宝宝。另外，可在孩子的身上涂抹一些痱子粉或滑石粉，在推拿时能对孩子的肌肤起到一定的保护作用。

搓热孩子的手掌：推拿前让孩子自己搓热双手，可提高推拿的疗效。冬季为宝宝做推拿前，父母应该先搓暖自己的双手。

介质准备：小儿皮肤娇嫩，推拿时应避免划伤小儿皮肤。家庭推拿一般可使用按摩油或爽身粉、滑石粉等介质，可起到润滑的作用，以防推拿时皮肤破损。

推拿中

小儿推拿手法的操作顺序：一般先头面部，次上肢，再胸腹腰背，最后是下肢；也可先重点，后一般；或先主穴，后配穴。"拿、掐、捏、捣"等强刺激手法，除急救以外，一般放在最后操作，以免小儿哭闹不安，影响治疗的进行。小儿推拿手法操作时间的长短，应根据病情、体质而定，因病因人而异。在临床实践中，推法、揉法运用较多，

摩法用的时间较长。运用掐法、按法时，手法要重、少、快。如果仅按摩一侧手部穴位，不论男女，均可按摩左手。

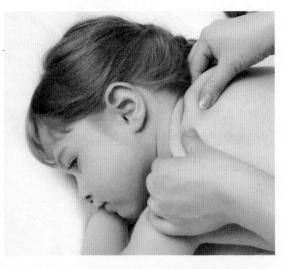

姿势适当：在施行手法时要注意小儿的体位姿势，原则上以使小儿舒适为宜，能消除其恐惧感，同时还要便于操作。

明确诊断，选用穴位：这是推拿中最重要的一点，小儿推拿治疗前，必须有明确的诊断。如果家长不能肯定，请先送医院就诊。每次给孩子推拿最好只针对一个毛病，如果保健和治疗目的太多、推拿的穴位太杂，会影响最终效果。推拿时应根据疾病、保健作用的不同，采用合适的推拿手法，选取适当的穴位，考虑全面，有中心、有重点，才能更好地起到保健治病的作用。推拿时穴位可以相对治疗时少取，刺激程度应略低。

力道平稳：小儿推拿手法的基本要求是：均匀、柔和、轻快、持久。力道不应忽轻忽重，宜平稳、缓慢进行。父母的双手要保持清洁，不要损伤小儿被推拿部位的皮肤，并要注意室温及被推拿部位的保暖。推拿动作不一定要墨守成规照步骤来，应灵活应用，只要让小儿感到舒适即可。

推拿时间：一般情况下，小儿推拿一次总的时间为10～20分钟。但是由于病情和小儿年龄的不同，在推拿次数和时间上也有一定的差别。年龄大、病情重，推拿次数多，时间相对长。反之，次数少，时间短。一般每日1次，重症每日2次。需长时间治疗的慢性病7天至10天为1个疗程。1个疗程结束后，可休息数日，然后进行下一个疗程。做保健性按摩时，针对不同的体质，可以进行每日1次或隔日1次的规律性推拿。如果小儿的状况无法持续到20分钟，即使5分钟也没关系，应以小儿状态来决定时间长短，不能盲目强求。

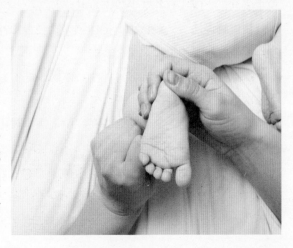

其他：灵活推拿过程中可依照小儿的喜好，如小儿只喜欢你在肩膀部推拿，那就只按肩膀即可，不用勉强他一定要让你推拿其他部位，否则会让他更排斥。

推拿后

注意适量补水： 推拿完让孩子喝300~500毫升的温开水，可促进新陈代谢，有排毒的疗效。

注意保暖： 推拿后要注意避风，忌食生冷。父母不可立刻用冷水给孩子洗手洗脚，若要将小儿身上的介质清洁完，应当使用温水将手、脚洗净，并且双脚要注意保暖。

避免剧烈运动： 按摩后适当静养休息，不可进行剧烈运动，以利于经络平稳运行，达到较好的按摩效果。

◆ 小儿推拿次数和补泻手法

推拿的次数

推拿次数，是指运用手法在穴位上操作次数的多少。适当的次数能使疾病很快痊愈，若次数少就起不到治疗作用；次数过多则无益甚至有害。《推拿三字经》曰："大三万，小三千，婴三百，加减良"。一般而言，手法次数的多寡，应根据患儿年龄大小、病症虚实、病情轻重酌情增减，灵活掌握。小儿推拿的频率应以每分钟150~200次为宜。

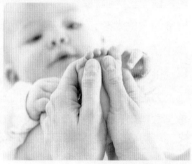

推拿的补泻手法

方向补泻法： 在穴位上做向心性方向直推为补；离心性方向直推为泻。推五经时，旋推为补，直推为清。顺着经脉走向操作为补，逆着经脉走向操作为泻。使用摇法和推法时，向里为补，向外为泻。在穴位上来回推，或左右各推半数，为平补平泻。

快慢补泻法： 一般认为，操作频率缓慢者为补，操作频率快疾者为泻。

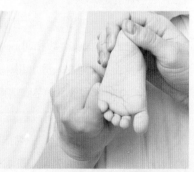

次数补泻法： 一般而言，儿小、体弱、证虚者，手法次数宜少，为补法。

轻重补泻法： 手法轻重，指在穴位上操作时用力的大小。轻手法为补，重手法为泻。

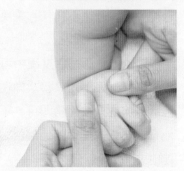

巧学小儿推拿，捏捏按按百病消

　　小儿推拿基础手法众多，不同的穴位可以搭配不同的手法进行操作。这里为大家简单介绍一下常用的小儿基础推拿手法。

◈ 推法

　　直推法：用拇指、食指或中指任一手指指腹在皮肤上做直线推动。

　　旋推法：用拇指指腹在皮肤上做顺逆时针推动。

　　分推法：用双手拇指指腹按在穴位上，向穴位两侧方向推动。

　　手法要领：力度由轻至重，速度由慢至快。对初次接受治疗者需观察反应，随时询问其感觉以便调节力度和速度。

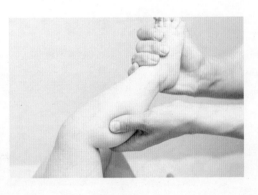

◈ 按法

　　用手指或手掌在身体某处或穴位上用力向下按压。

　　手法要领：按压的力量要由轻至重，力度要均匀，不可突然用力等。

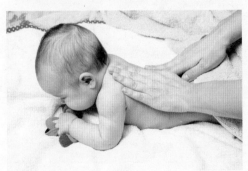

◈ 捏法

　　用拇指和食、中两指相对，挟提皮肤，双手交替捻动，向前推进。

　　手法要领：力度可轻可重，速度可快可慢。可单手操作，也可双手操作。

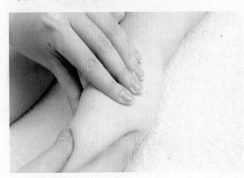

◆ 揉法

用指端或大鱼际或掌根或手肘，在穴位或某一部位上做顺逆时针方向旋转揉动。

手法要领：手指和手掌应紧贴皮肤，与皮肤之间不能移动，而皮下的组织被揉动，幅度可逐渐扩大。

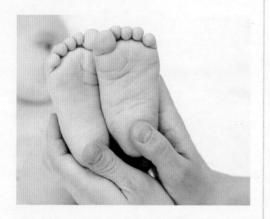

◆ 运法

以拇指或食指的螺纹面着力，附着在施术部位或穴位上，做由此穴向彼穴的弧形运动，或在穴位的周围做周而复始的环形运动。

手法要领：宜轻不宜重，宜缓不宜急，要在体表旋转摩擦推动，不带动深层肌肉组织。

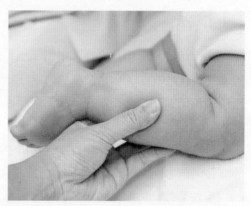

◆ 掐法

用拇指、中指或食指在身体某个部位或穴位上，做深入并持续的掐压。

手法要领：力度需由小到大，使其作用为由浅到深。

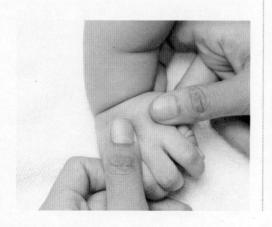

◆ 搓法

用双手在肢体上相对用力进行搓动的一种手法。

手法要领：频率一般30~50次/分，搓动速度开始时由慢而快，结束时速度应由快而慢。

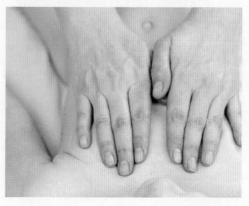

◆ 摩法

用手指指腹或手掌在身体某一部位或穴位上，做皮肤表面顺、逆时针方向的回旋摩动。

手法要领：指或掌不要紧贴皮肤，在皮肤表面做回旋性的摩动，作用力温和而浅，仅达皮肤与皮下。

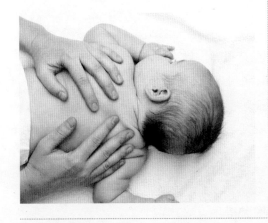

◆ 拿法

用拇指与食、中指或其他手指相对做对应钳形用力，捏住某一部位或穴位，做一收一放或持续的揉捏动作。

手法要领：腕放松灵活，要由轻到重，再由重到轻。力量集中于指腹和手指的整个掌面着力。

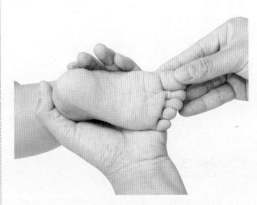

◆ 擦法

用手指或手掌或大、小鱼际在皮肤上进行直线来回摩擦的一种手法。

手法要领：在操作时多用介质润滑，防止皮肤受损。以皮肤发红为度，切忌用力过度。

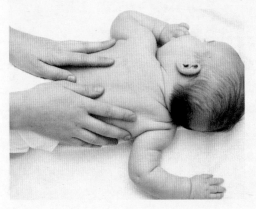

◆ 摇法

以关节为轴心，做肢体顺势轻巧的缓慢回旋运动。

手法要领：摇动的动作要缓和稳妥，速度要慢，幅度应由小到大，并要根据病情，适可而止。

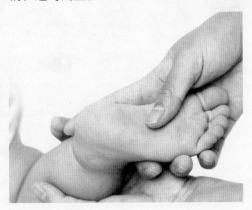

小儿推拿的适应证及禁忌证

  小儿推拿手法有其适用的对象，尤其适用于半岁至三岁的小孩，并有广泛的治疗范围。只有明确小儿推拿的适应证和禁忌证，才能更好地将该保健手段使用得更得宜。

◆ 适应证

  呼吸系统疾病，如小儿感冒、咳嗽、支气管哮喘等。

  消化系统疾病，如婴幼儿腹泻、小儿腹痛、小儿呕吐、小儿疳积、小儿厌食等。

  泌尿系统疾病，如小儿遗尿、膀胱湿热等。

  其他系统疾病，如惊风、夜啼、小儿麻痹症等。

◆ 禁忌证

  急性传染病，如水痘、肝炎、肺结核、猩红热等。

  各种恶性肿瘤的局部，极度虚弱的危重病及严重的心脏、肝脏、肾脏病等。

  各种皮肤病患处，及皮肤破损处如烧伤、烫伤等。

  出血性疾病，如大便出血、尿血等。

  骨与关节结核、化脓性关节炎、骨折早期和截瘫初期等。

  诊断不明，不知其治疗原则的疾病等。

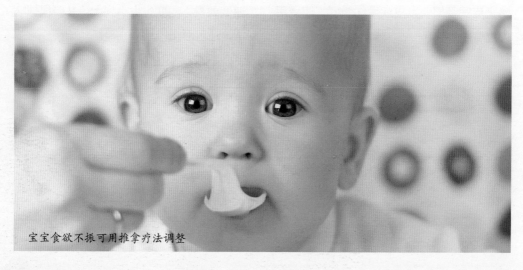

宝宝食欲不振可用推拿疗法调整

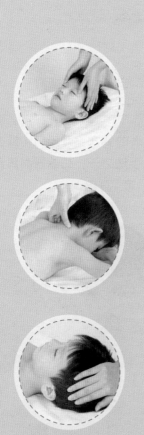

第2章

穴位理疗，
撑起宝宝健康的『保护伞』

人体是以五脏（心、肝、脾、肺、肾的总称）为中心，通过经络联络全身的有机整体。按摩穴位可以改善孩子的身体经络，祛除体内污浊之气，使经络畅通，气血旺盛，这样孩子就吃得好、睡得香、拉得净、长得快、身体棒棒。了解小儿各个部位的穴位位置和操作方法，经常按摩，有利于提高孩子的免疫力。

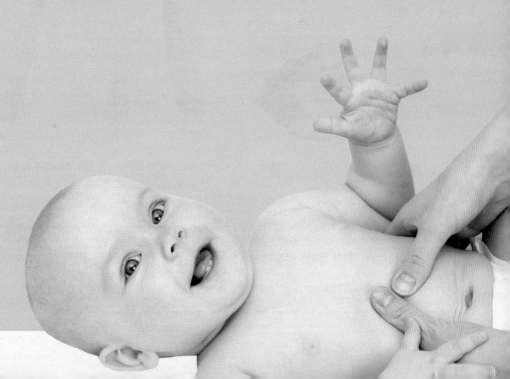

01 开天门　　　解表发汗特效穴

天门穴又称为攒竹穴，是发汗解表的要穴。开天门（推攒竹）是治疗小儿外感病症的常用四大手法之一，如感冒高热无汗，或汗出不畅，推此穴300~500次，可见汗出。

穴位定位

位于两眉中间至前发际成一直线。

主治病症

小儿头痛、小儿惊风、小儿发热、感冒、精神萎靡、惊烦不安等病症。

推拿方法

用拇指指腹从眉心推至前发际，力度由轻至重，速度适中，以额头皮肤微微发红为度。

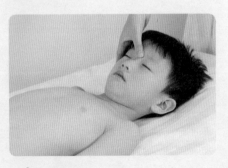

快速诊断

该穴如凸起明显，或发热，提示可能出现感冒或头痛。

 老中医临床经验

组合疗法	主治
开天门、推坎宫、按揉太阳、揉按耳后高骨	头痛、发热、感冒
开天门、推肝经、点按百会	小儿惊风、烦躁夜啼

02 推坎宫 疏风解表止头痛

坎宫是疏风解表，醒脑明目，止头痛的要穴。推坎宫是治疗小儿外感病症的常用手法之一，如感冒发热、怕冷、头痛，推此穴300~500次，可缓解头痛、发热等症状。

穴位定位

位于眉心至两眉稍成一横线。

┃主治病症┃

小儿发热、小儿头痛、惊风、目赤肿痛、弱视、斜视等病症。

┃推拿方法┃

用两手拇指自眉心向眉梢分向推动，力度由轻至重，以眉心微微发红为度，此手法称为推坎宫。常规推拿300~500次。

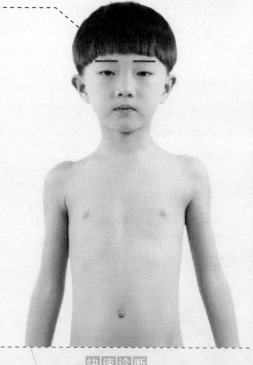

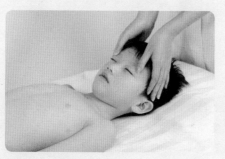

快速诊断

若此穴压痛感明显，或伴肿胀，提示可能出现小儿阳明头痛、目赤肿痛或鼻炎等。

 老中医临床经验

组合疗法	主治
推坎宫、开天门	头痛、发热、感冒
推坎宫、推肝经	小儿惊风
推坎宫、点按百会	烦躁夜啼

03 揉天心

安神醒脑祛表邪

天心穴又名大天心、上天心，具有疏风解表、安神镇惊的作用。"儿有风症，眼翻上者，将此穴向掌下掐；眼翻下者，将此穴向总筋上掐，即平"。

穴位定位

位于额头正中，头发的下方部位。

｜主治病症｜

小儿头痛、头昏、眩晕、失眠、鼻窦炎、鼻塞、小儿发热、流鼻涕、目病等病症。

｜推拿方法｜

用拇指指腹按住天心，依次按顺、逆时针方向按揉，由轻至重，每日2次。常规推拿，顺、逆时针各两分钟。

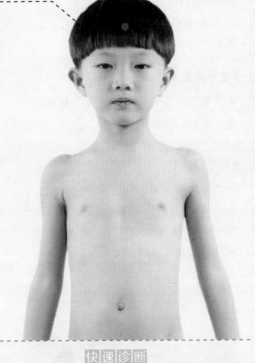

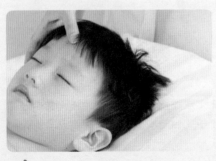

快速诊断

此处按压时痛感明显，多提示小儿发热；此处隆起明显，多提示小儿头痛。

 老中医临床经验

组合疗法	主治
揉天心、推坎宫、开天门	小儿头痛、发热
揉天心、按揉天庭、揉印堂	小儿鼻塞、流涕
揉天心、点按攒竹	目珠上、下视，目不开

04 按揉天柱 清利头目强筋骨

人体以头为天，颈项犹擎天之柱，穴在项部方斜肌起始部，天柱骨之两旁，故名天柱。天柱具有祛风解表、清头明目、强筋骨的作用，主治头项、五官病症。

穴位定位

位于项部，大筋外缘之后发际凹陷中，当后发际正中旁开1.3寸。

主治病症

小儿项强、小儿发热、小儿惊风、小儿呕吐等病症。

推拿方法

用拇指指腹自上而下直推天柱穴，力度由轻至重，以小儿能承受为宜，不宜过重，速度适中。常规推拿100~200次。

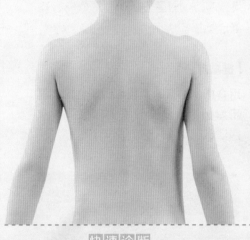

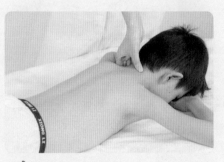

快速诊断

此处触及结节，或压痛感明显，多提示颈椎病变。

 老中医临床经验

组合疗法	主治
按揉天柱、拿捏风池	发热、项强
按揉天柱、点按列缺、掐后溪	头痛、项强
按揉天柱、掐合谷、按揉太阳	目赤肿痛

05 揉印堂 清利明目通鼻窍

古代指额部两眉头之间为"阙"，星相家称印堂。印堂穴具有通鼻疏风，宁心安神的作用，如小儿感冒、鼻塞、头痛，按揉此穴可缓解。

穴位定位

位于额部，当两眉头之中间。

主治病症

小儿惊风、小儿感冒、小儿头痛、小儿鼻塞、小儿夜啼、小儿鼻炎、昏厥、抽搐等病症。

推拿方法

用食指、中指的指腹点揉印堂穴，再用拇指指甲逐渐加重力度掐按印堂穴。常规点揉10次，掐按5次。

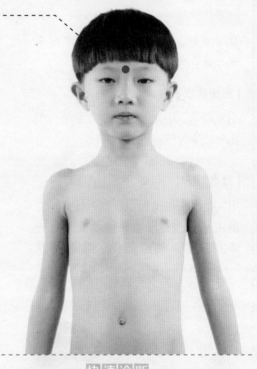

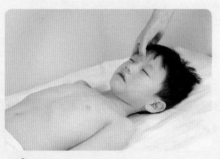

快速诊断

印堂发青，多提示小儿感冒或小儿惊风。

 老中医临床经验

组合疗法	主治
揉印堂、开天门、推坎宫、按揉太阳	小儿感冒、头痛
揉印堂、掐人中、掐十宣	惊厥
揉印堂、掐合谷、点按迎香	鼻塞、鼻出血

06 掐人中　　醒神开窍急救穴

　　人中，又名水沟，属督脉，为手、足阳明，督脉之会。水，指穴内物质为地部经水也。沟，水液的渠道也。本穴为急救要穴，如小儿惊风抽搐，不省人事，掐按此穴，即可缓解。

穴位定位

位于面部，当人中沟的上1/3与中1/3交点处。

| 主治病症 |

小儿惊风、昏迷、中暑、窒息、惊厥、抽搐、口眼㖞斜。

| 推拿方法 |

用一手拇指指尖掐按人中穴，力度稍重，掐按时间不宜过长，每次连续0.5～1秒为佳。常规推拿，掐按20～40次。

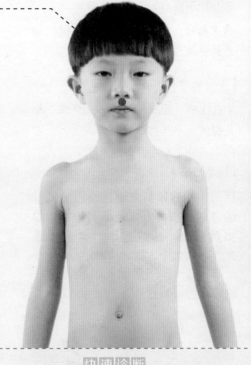

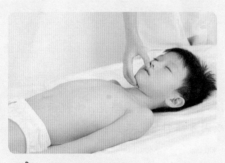

快速诊断

人中生疮或长结节，多提示热毒内生、胃热炽盛等。

 老中医临床经验

组合疗法	主治
掐人中、掐十宣、掐老龙	不省人事、惊厥、抽搐
掐人中、按揉上星、按揉风府	流清鼻涕
掐人中、点按会阴	溺水窒息

07 按揉太阳

宁神醒脑止头痛

"额下者眉，眉际之末者太阳穴"。太阳穴在中医经络学上被称为"经外奇穴"，按摩此穴可用清肝明目，通络止痛，对于缓解小儿头痛、视觉疲劳有很好的效果。

穴位定位

位于颞部，当眉梢与目外眦之间，向后约一横指的凹陷处。

主治病症

小儿头痛、眼睛疲劳、小儿牙痛、小儿惊风、小儿目赤肿痛等。

推拿方法

用拇指指腹紧贴太阳穴，以顺时针的方向揉按，力度轻柔和缓，切勿突然用力，速度适中。常规推拿200～300次。

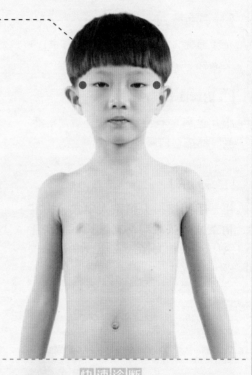

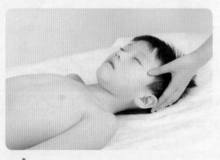

快速诊断

太阳穴跳痛，伴头晕眼花，多提示外感头痛或因牙痛引发的头痛。

 老中医临床经验

组合疗法	主治
按揉太阳、开天门、推坎宫、揉按耳后高骨	外感表证
按揉太阳，外加点刺放血	目赤痛
按揉太阳、按揉委中、掐合谷、点按太冲	天行赤眼（红眼病）

囟门，又叫"顶门"，指婴儿头顶前部中间骨头未合缝的地方。小儿惊风、哭闹不安等轻揉此穴可缓解，但新生儿囟门未闭合者切勿用此法。

穴位定位

前发际正中直上2寸。

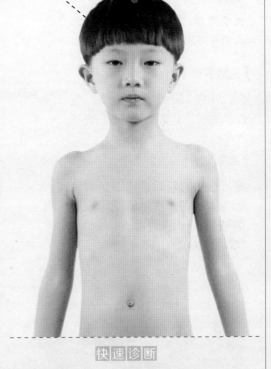

┃ 主治病症 ┃

小儿惊风、烦躁、神昏、小儿失眠、小儿头痛、小儿久泻、小儿脱肛、小儿遗尿等。

┃ 推拿方法 ┃

以全手掌掌面或拇指面轻揉（未闭合者，切勿用此法）囟门穴，称揉囟门。常规推拿50~100次。

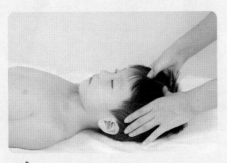

快速诊断

囟门迟闭或当闭不闭，多见于五迟，提示肾精不足。

 老中医临床经验

组合疗法	主治
揉囟门、掐人中、掐十宣	惊风、不省人事
揉囟门、点按百会	遗尿、久泻
揉囟门、按揉本神、揉天柱	小儿惊痫

百会，别名"三阳五会"，属督脉，点按此穴可开窍醒脑、回阳固脱，对于缓解小儿头痛、小儿遗尿、小儿脱肛等都有很好的效果。

穴位定位

位于头部，当前发际正中直上5寸，或两耳尖连线的中点处。

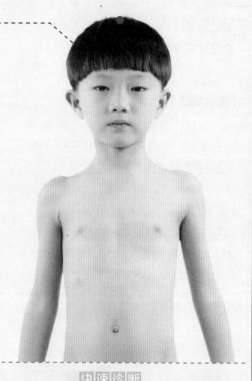

| 主治病症 |

小儿头痛、小儿头晕眼花、小儿失眠、焦躁、小儿惊风、小儿脱肛。

| 推拿方法 |

用一手手掌按在头顶中央的百会穴，先以顺时针方向揉按，再以逆时针的方向揉按，力度轻柔，每日2～3次。常规推拿50次。

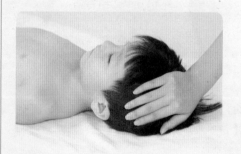

快速诊断

此处有明显隆起，压痛者，多提示头痛、发热。此处下陷者，多提示肾精不足。

 老中医临床经验

组合疗法	主治
点按百会、推肝经、推心经、揉小天心	惊风、烦躁
点按百会、推脾经、推肾经、推三关、摩神阙	遗尿、脱肛
点按百会、按揉水沟	小儿喜哭不休

10 点按四神聪　益智补脑止头痛

原名"神聪"，在百会前、后、左、右各开1寸处，因共有四穴，故又名四神聪，属奇穴。具有安神醒脑的功效，如小儿失眠、烦躁不安、多动等，点按此穴可有明显缓解。

穴位定位

位于头顶部，当百会前后左右各1寸，共四穴。

主治病症

小儿多动症、血管性痴呆、大脑发育不全、小儿头痛、头晕、小儿失眠、小儿夜啼、小儿惊风、烦躁不安。

推拿方法

用食指依次沿着四个四神聪穴揉按一圈，边揉按边绕圈，力度由轻至重。常规推拿200～300次。

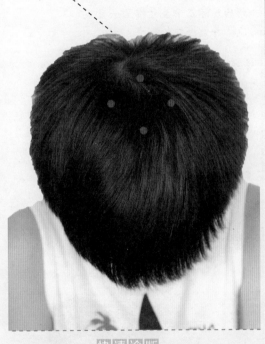

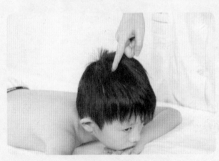

快速诊断

此处下陷者，多提示肾精不足，或颅脑损伤等。

 老中医临床经验

组合疗法	主治
点按四神聪、点按百会	烦躁、头痛
点按四神聪、按揉神门、按揉三阴交	失眠
点按四神聪、掐按太冲、揉按风池	头昏

11 推天柱骨　降逆止呕祛风寒

天柱骨，即颈柱骨，又名"旋台骨""玉柱骨""颈骨"。"旋台骨，即头后颈骨三节也"，即第四、五、六颈椎的合称。小儿呕吐、溢奶、发热、感冒等，推此穴有很好的效果。

穴位定位

颈后发际正中至大椎呈一直线。

| 主治病症 |

恶心、小儿呕吐、打嗝、小儿溢奶、小儿发热、小儿感冒、小儿项强、小儿惊风、咽痛等。

| 推拿方法 |

以拇指或食、中两指螺纹面自上向下直推（力度可适当稍大些），称推天柱骨。常规推拿100～200次。

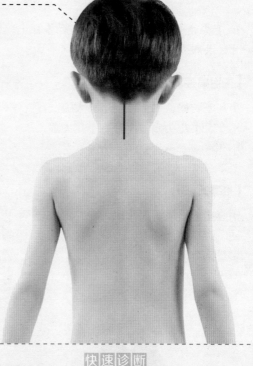

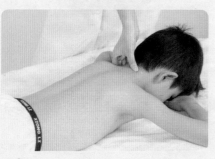

快速诊断

此处若触及结节或触及肌肉粘连，伴见活动受限，多提示颈椎部病症。

 老中医临床经验

组合疗法	主治
推天柱骨、拿捏风池	外感发热、项强
推天柱骨、揉板门、揉中脘	呕吐、溢奶
推天柱骨、揉天柱穴	惊风

风池穴为手少阴、阳维之会，主中风偏枯，少阳头痛，乃风邪蓄积之所，具有发汗祛风的功效。如小儿发热无汗，或汗出不畅，拿捏此穴20次，可见汗出。

穴位定位

位于项部，当枕骨之下，与风府相平，胸锁乳突肌与斜方肌上端之间的凹陷处。

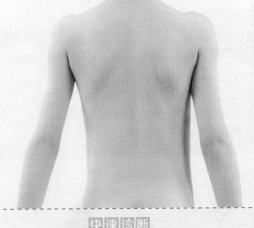

主治病症

小儿感冒、小儿头痛、发热无汗、小儿落枕、小儿颈项强痛。

推拿方法

用拇指、食指指腹用力拿捏风池穴，有节奏地一松一放，称拿捏风池。常规推拿20次。

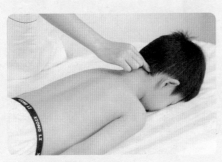

快速诊断

风池穴疼痛明显，多提示风寒湿邪侵袭机体，闭阻经脉。

 老中医临床经验

组合疗法	主治
拿捏风池、捏大椎	颈项强痛
拿捏风池、提拿睛明、按揉太阳	目赤肿痛
拿捏风池、按揉血海、拿百虫	荨麻疹

承浆穴，别名"天池""悬浆""垂浆"，因口中有水浆外溢多流经此处，故名承浆，为手、足阳明经，督脉，任脉之会。按压此处，可有效治疗多种口腔病症。

穴位定位

位于面部，当额唇沟的正中凹陷处。

主治病症

小儿口眼㖞斜、齿痛、牙龈肿痛、小儿流涎、小儿口舌生疮、小便失禁等病症。

推拿方法

用拇指指尖在承浆穴上用力向下按压。按压的力量要由轻至重，使患部有一定压迫感后，持续一段时间，再慢慢放松。常规推拿30～50次。

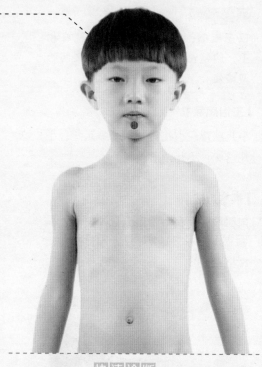

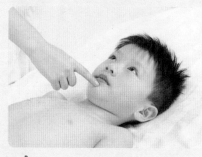

快速诊断

承浆穴处长疔疮，多提示胃热炽盛，或脾胃虚寒。

 老中医临床经验

组合疗法	主治
按压承浆、按揉风府	头项强痛、牙痛
按压承浆、掐合谷	三叉神经痛
按压承浆、按揉劳宫	口舌生疮、口干、口臭

睛明穴为手、足太阳经，足阳明经，阴跷脉，阳跷脉的交会处。具有泄热明目、祛风通络的作用。如小儿目赤肿痛，视物不清，提拿睛明穴20次，可见缓解。

穴位定位

位于面部，目内眦角稍上方凹陷处。

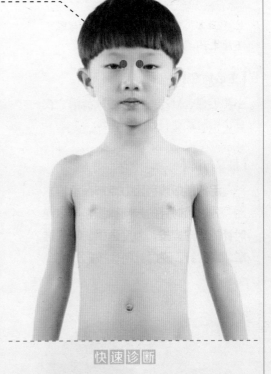

｜主治病症｜

小儿目赤肿痛、麦粒肿、迎风流泪、青光眼、夜盲、色盲、近视、慢性结膜炎、泪囊炎、角膜炎。

｜推拿方法｜

用拇指、食指分别按在鼻梁两侧的睛明穴上，用力提拿睛明，有节奏地一松一放。常规提拿20次。

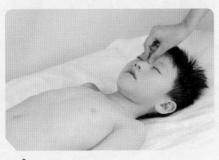

快速诊断

睛明穴处疼痛、酸胀，多提示眼睛疲倦，或肝火太盛。

 老中医临床经验

组合疗法	主治
提拿睛明、掐合谷、拿捏风池	结膜炎、眼睛痒
提拿睛明、按揉肝俞	夜盲、色盲、近视
提拿睛明、按揉行间	雀目

15 揉按承泣　明目定神防近视

承泣穴，别名"鼷穴""面髎""谿穴"，属足阳明胃经。为阳蹻脉、任脉、足阳明胃经的交会处。具有散风清热、明目止泪的作用。常规揉按承泣穴，可预防近视。

穴位定位

位于面部，瞳孔直下，当眼球与眼眶下缘之间。

主治病症

小儿近视、目赤肿痛、迎风流泪、夜盲、眼睑跳动、口眼㖞斜等。

推拿方法

用拇指指腹稍用力点按在承泣穴上，先以顺时针的方向揉按，再以逆时针的方向揉按，力度适中。常规推拿，顺时针、逆时针各揉按2分钟。

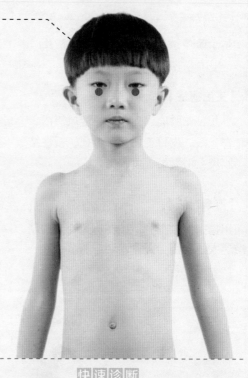

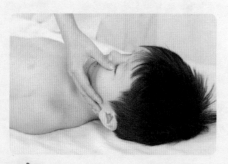

快速诊断

承泣穴处疼痛，伴眼睛干涩，多提示肝阴亏虚，或眼周围血液循环异常。

 老中医临床经验

组合疗法	主治
揉按承泣、拿捏风池、提拿睛明	目赤肿痛
揉按承泣、按揉足三里、掐合谷、开天门、拿捏风池	眼睑外翻

16 按揉四白　祛风明目通经络

主治病症

小儿目赤肿痛、口眼㖞斜、青光眼、夜盲、鼻窦炎、胆道蛔虫症、头痛。

推拿方法

用拇指指腹稍用力点按在四白穴上，顺逆时针依次揉按，力度适中。

 老中医临床经验

组合疗法	主治
按揉四白、按揉丰隆、点揉太白、掐按太冲	眼睑跳动、青光眼
按揉四白、揉颊车、揉按攒竹、按揉太阳	口眼㖞斜、角膜炎

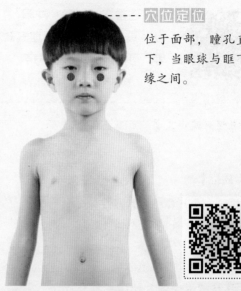

穴位定位

位于面部，瞳孔直下，当眼球与眶下缘之间。

17 揉鱼腰　镇惊安神通经络

主治病症

小儿口眼㖞斜、目赤肿痛、眼睑跳动、眼睑下垂、近视、急性结膜炎。

推拿方法

用拇指沿着眉毛推到太阳穴，推到鱼腰穴处顺时针揉按。常规推拿50次。

 老中医临床经验

组合疗法	主治
揉鱼腰、掐合谷	近视
揉鱼腰、捏揉耳尖	目生翳膜

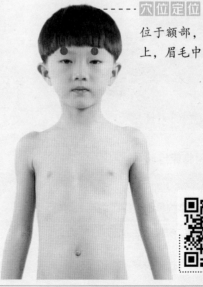

穴位定位

位于额部，瞳孔直上，眉毛中。

迎香穴，别名"冲阳"，属手阳明大肠经，为手、足阳明之会。具有祛风通窍、理气止痛的作用。如鼻炎、鼻塞、流鼻涕等，可按揉此穴宣通鼻窍。

穴位定位

位于鼻翼外缘中点旁，当鼻唇沟中。

主治病症

小儿感冒、小儿鼻出血、慢性鼻炎引起的鼻塞、流涕、呼吸不畅。

推拿方法

用中指指腹直接垂直按压在迎香穴上，以顺时针的方向揉按，再以逆时针的方向揉按，力度由轻至重，每天2次。顺时针、逆时针各1～3分钟。

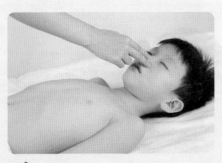

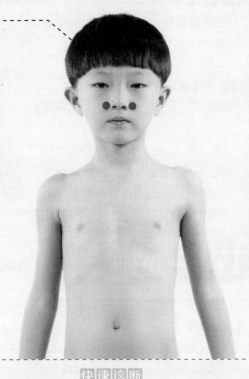

快速诊断

此处压痛明显，或长疔疮，多提示胃热炽盛，或提示鼻部病症。

 老中医临床经验

组合疗法	主治
按揉迎香、拿捏风池、推肺经	感冒、鼻塞、鼻炎
按揉迎香、揉印堂、掐合谷	急、慢性鼻炎
按揉迎香、点按阳陵泉、点按丘墟	胆道蛔虫证

19 揉按丝竹空　降浊除湿止头痛

丝竹空，别名"巨髎""目髎"，属手少阳三焦经。具有清头明目，散骨镇惊的作用。如小儿头痛、目赤肿痛，揉按丝竹空2分钟后可缓解。

穴位定位

位于面部，当眉梢凹陷处。

主治病症

小儿头痛、头晕、目赤肿痛、眼睑跳动、癫痫、视物不明、牙齿疼痛、面神经麻痹、小儿惊风等病症。

推拿方法

用拇指指腹垂直按压在丝竹空穴上，以顺时针的方向揉按，力度逐渐加重。常规揉按2分钟。

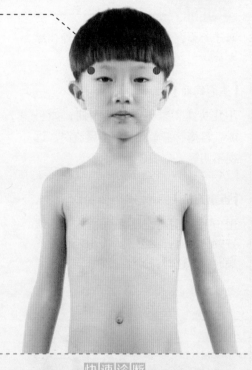

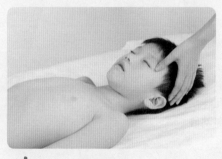

快速诊断

此处疼痛，多提示阳明头痛、肝阳头痛或眼睛疲劳。

 老中医临床经验

组合疗法	主治
揉按丝竹空、按揉耳门	牙齿疼痛
揉按丝竹空、按揉瞳子髎、提拿睛明	目赤肿痛
揉按丝竹空、点按太冲	癫痫

⑳ 揉按瞳子髎　养肝明目祛湿浊

瞳子髎，别名"后曲""鱼尾""太阳"，属足少阳胆经。为手太阳经，手、足少阳经之会。具有平肝熄风，明目退翳的作用。如小儿眼睛痒、迎风流泪等目疾，可揉按此穴20次，可缓解。

穴位定位

位于面部，在目外眦旁，当眶外侧缘之处。

主治病症

小儿头痛和常见的眼部病症，如目赤、目痛、怕光羞明、迎风流泪、远视不明等。

推拿方法

用一手拇指指腹按住瞳子髎穴，依次按顺、逆时针揉按，力度由轻至重。顺时针、逆时针各揉按20次。

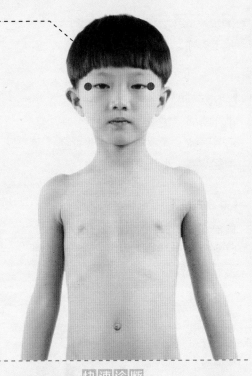

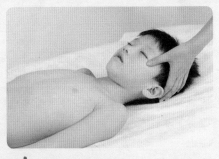

快速诊断

此处疼痛，多提示风火头痛、外感头痛或目部病症。

 老中医临床经验

组合疗法	主治
揉按瞳子髎、提拿睛明、揉按丝竹空、开天门	目痛、目红
揉按瞳子髎、揉按头维、揉印堂、掐按太冲	头痛
揉按瞳子髎、掐合谷、揉按太阳	三叉神经痛

21 揉按阳白　清头明目祛风热

　　阳白，属足少阳胆经，为足少阳、阳维之会。具有清头明目、祛风泄热的作用。对眼部病症，如食物不清、夜盲等，揉按阳白20次，可缓解。

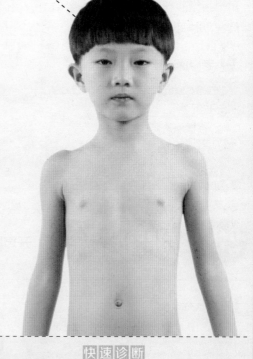

穴位定位

在前额部，瞳孔直上，眉上1寸。

主治病症

小儿头痛、小儿感冒、头晕、目痛、视物模糊、眼睑跳动、眼睑下垂、口眼㖞斜、夜盲等病症。

推拿方法

用一手拇指按住阳白穴，依次按顺、逆时针方向揉按，力度由轻至重。顺时针、逆时针各揉按20次。

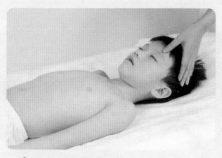

快速诊断

此处疼痛，多提示风火头痛，多为肝胆火热上扰所致。

 老中医临床经验

组合疗法	主治
揉按阳白、按揉太阳、拿捏风池、按揉外关	偏头痛
揉按阳白、提拿睛明、按揉太阳	目赤肿痛
揉按阳白、点按颊车、掐合谷	面神经麻痹

22 按压听宫　聪耳开窍治耳鸣

| 主治病症 |

耳鸣、中耳炎、外耳道炎、牙痛、头痛等。

| 推拿方法 |

用拇指指腹在听宫穴上用力按压，持续一段时间，再慢慢放松。

 老中医临床经验

组合疗法	主治
按压听宫、按压翳风、按揉外关	耳鸣、耳聋
按压听宫、揉颊车、掐合谷	牙龈炎、牙痛

穴位定位

位于面部，在耳屏前，当下颌骨髁状突的后方，张口时呈凹陷处。

23 按压听会　开窍聪耳通经络

| 主治病症 |

耳鸣、中耳炎、外耳道炎、牙痛、头痛等。

| 推拿方法 |

用拇指指腹用力按压听会穴，持续一段时间，再慢慢放松。

 老中医临床经验

组合疗法	主治
按压听会、提拿睛明、揉按丝竹空	目痛、目赤
按压听会、掐合谷、按揉太阳	三叉神经痛

穴位定位

位于面部，当耳屏间切迹的前方，下颌骨髁突的后缘，张口有凹陷处。

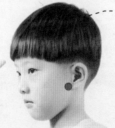

风，指风邪；府，指集聚处。名意指督脉之气在此吸湿化风，为天部风气的重要生发之源，故名风府。对于小儿头痛、发热、鼻塞等有很好的疗效。

穴位定位

位于项部，当后发际正中直上1寸，枕外隆凸直下，两侧斜方肌凹陷中。

｜主治病症｜

小儿头痛、小儿鼻塞、小儿发热、小儿流涕、小儿头晕、小儿咽喉肿痛。

｜推拿方法｜

用拇指指腹按在风府穴上，先以顺时针的方向揉按，再以逆时针的方向揉按，力度逐渐加重，每日2～3次。顺时针、逆时针各30次。

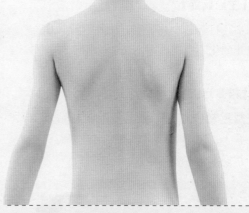

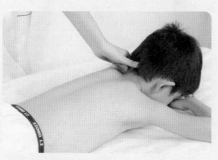

快速诊断

此处疼痛，多提示风寒湿邪侵袭机体，或颈椎病痛。

 老中医临床经验

组合疗法	主治
按揉风府、拿揉昆仑	癫痫、多言
按揉风府、掐二间、按揉迎香	鼻出血
按揉风府、点按后溪	头痛

25 摩乳旁　　宽胸理气止咳痰

乳旁，推拿穴位名，即奶旁，能祛风止咳吐，推拿时常与乳根合用。如小儿打嗝、呕吐、咳嗽、消化不良等，摩动此穴有很好的疗效。

穴位定位

位于乳头外侧旁开0.2寸。

|主治病症|

小儿打嗝、小儿咳嗽、小儿呕吐、小儿消化不良、食欲不振、胸闷。

|推拿方法|

用手掌按在乳旁穴上（不要紧贴皮肤），以顺时针的方向做回旋摩动。常规推拿200～300次。

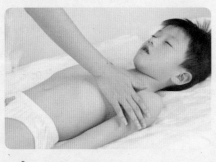

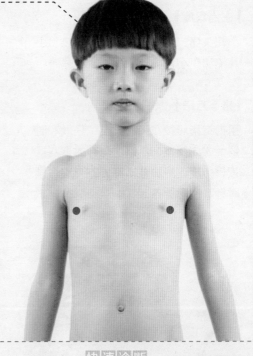

快速诊断

此处疼痛，或触及肿块，多提示乳腺病变，或消化系统病变。

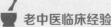 老中医临床经验

组合疗法	主治
摩乳旁、揉乳根、分推膻中	胸闷
摩乳旁、按揉肺俞	咳喘

26 分推胁肋 顺气化痰消食积

从两腋下至天枢处称为胁肋。本穴专消有形之邪，为消积要穴，常与摩腹配用。本法虽可破气化痰，除闷消积，但消导之力较峻烈，故虚弱的小儿慎用。

穴位定位

从腋下两胁到肚脐旁边2寸的天枢穴处，在幼儿推拿中称此处为胁肋。

主治病症

胸闷、痰喘气急、疳积、消化不良、食欲不振、腹胀、胸胁胀闷、经常叹气等。

推拿方法

以一手手掌掌面从腋下推到天枢穴，力度适中，以小儿能承受为宜。常规推拿50~100次。

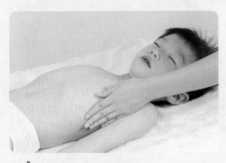

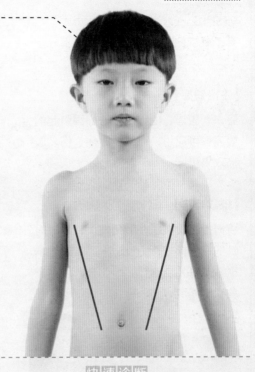

快速诊断

此处疼痛，或触及肿块，多为胁肋病变，或痛处脏腑病变。

 老中医临床经验

组合疗法	主治
分推胁肋、分推膻中	胸闷、痰喘气急
分推胁肋、捏脊柱	疳积
分推胁肋、按揉期门、点按太溪、按揉血海	胁痛

27 揉按肚角　理气消食止腹痛

肚角穴，属足太阳脾经，为止腹痛的要穴，揉按此穴可健脾和胃，理气消滞。小儿腹部病症，如小儿腹痛、腹泻、便秘等均可按揉此穴，疗效显著。

穴位定位

位于脐下2寸，旁开2寸的大筋上。

主治病症

腹痛、腹泻、便秘。各种原因引起的腹痛皆可应用，对寒性腹痛、伤食腹痛效果更好。

推拿方法

将拇指指腹按压在肚角穴上，以顺时针的方向揉按，力度适中。常规推拿80～100次。

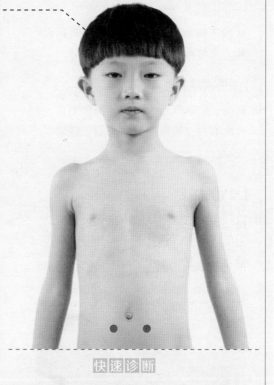

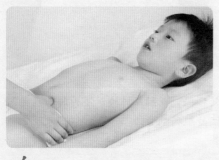

快速诊断

此处疼痛，多提示腹痛，多由过食寒凉、食物积滞肠胃导致。

 老中医临床经验

组合疗法	主治
揉按肚角、摩腹、按揉一窝风	腹痛
揉按肚角、摩腹、推七节骨	便秘
揉按肚角、揉按天枢	腹泻

28 摩腹　健脾助运除腹胀

摩腹是一种按摩方法，主要是对腹部进行有规律的特定按摩，可健脾助运，有效防治脾胃诸疾，使气血生化机能旺盛，起到防治全身疾患的作用。（急性外科腹痛症不可用此法）

穴位定位

即全腹部。

主治病症

小儿便秘、小儿腹胀、小儿厌食、泄痢、消化不良、腹痛、腹泻、疳积、恶心、呕吐等一切消化系统病症。

推拿方法

用双手掌按压在小儿腹部，向腰侧分推，力度适中，然后手掌放在腹部上，在皮肤表面做顺时针回旋性摩动。分推50～100次，摩动100～200次。

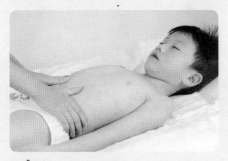

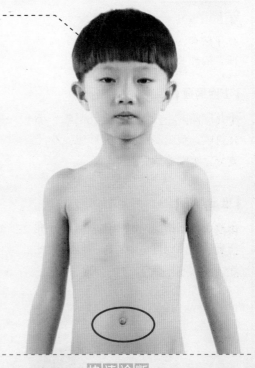

快速诊断

此处触及肿块，有可能是大便内结，也可能是脏腑病变，应引起重视。

 老中医临床经验

组合疗法	主治
摩腹、摩神阙、推七节骨、揉龟尾	腹泻
摩腹、推脾经、捏脊柱、按揉足三里	腹胀、厌食
摩腹、揉按天枢	便秘

"膻"指空腔，"中"指中央。因穴在玉堂之下的胸腔中部，位于两乳中间，且因膻中为心之外周，代心布令，居于胸膜之中，因名膻中，有利上焦、宽胸膈、降气通络之功效。

穴位定位

位于胸部，当前正中线上，平第四肋间，两乳头连线的中点。

主治病症

小儿胸闷、小儿胸痛、小儿呕吐、小儿打嗝、痰鸣喘哮、小儿咳嗽、小儿支气管哮喘等病症。

推拿方法

用双手拇指指腹从膻中穴向两边分推至乳头处，力度适中，以皮肤微微发热为度。常规推拿200~300次。

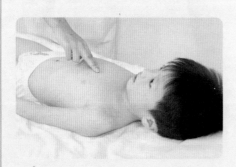

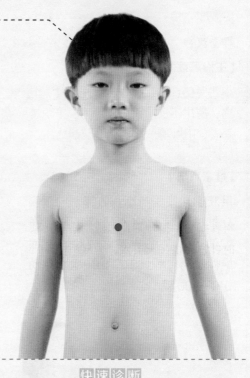

快速诊断

此处疼痛，伴见心胸满闷，多提示肺部病症，或饱食之后等。

老中医临床经验

组合疗法	主治
分推膻中、推肺经、按揉肺俞	咳喘、痰鸣
分推膻中、揉天突、按揉丰隆	呕吐、打嗝
分推膻中、揉厥阴俞	失眠

天突，属任脉。"天"指上言，"突"指结喉突起。穴在结喉下宛宛中，主治咽喉病症，能通利肺气，使之爽利通畅，故名天突。小儿打嗝、呕吐等可揉按此穴。

穴位定位

位于颈部，当前正中线上，胸骨上窝中央。

| 主治病症 |

小儿打嗝、小儿咳嗽、小儿呕吐、咽喉炎、扁桃体炎、食欲不振、咽喉肿痛、胸闷等病症。

| 推拿方法 |

将食指、中指合并，以两指指腹以顺时针方向揉按天突穴，力度适中。常规揉按200~300次。

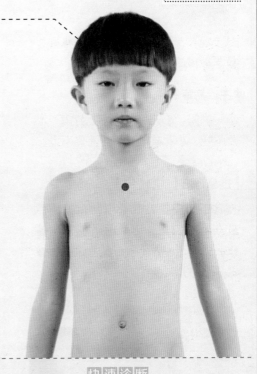

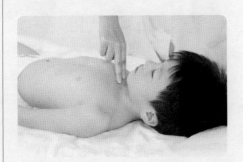

快速诊断

此处疼痛，或周围扣及小结节，多提示咽喉病变，多因肺气机不利所致。

 老中医临床经验

组合疗法	主治
揉天突、分推膻中、运内八卦	咳喘痰壅
揉天突、捏大椎	咽喉肿痛
揉天突、按揉定喘、按揉丰隆	支气管哮喘

31 揉乳根　　化痰止咳除胸闷

乳根是足阳明胃经的常用腧穴之一。乳，穴所在部位也；根，本也；有燥化脾湿之功效。消化系统病症，如小儿打嗝、呕吐、消化不良等均可揉按此穴。

穴位定位

位于胸部，当乳头直下，乳房根部，第五肋间隙，距前正中线4寸。

主治病症

小儿胸闷、小儿哮喘、小儿打嗝、小儿呕吐、小儿咳嗽、小儿消化不良。

推拿方法

将食指、中指合并，以两指指腹点按在乳根穴上，以顺时针的方向揉按，力度适中，不可过重。常规揉按200～300次。

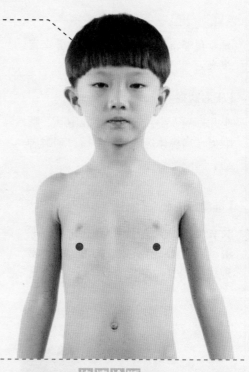

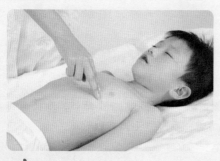

快速诊断

乳根穴有针刺样痛，多提示气滞血瘀，或提示肝气郁结。

 老中医临床经验

组合疗法	主治
揉乳根、摩乳旁、分推膻中、按揉肺俞	胸闷、咳喘
揉乳根、揉乳中、按揉俞府	咳嗽痰哮
揉乳根、按压大椎、按压行间	脾虚

中脘，属奇经八脉之任脉。中，指本穴相对于上脘穴、下脘穴二穴而为中也；脘，空腔也；有疏利传导人体水湿的作用。小儿泄泻、呕吐等均可揉动此穴。

穴位定位

位于上腹部，前正中线上，当脐中上4寸。

│主治病症│

小儿泄泻、小儿呕吐、小儿腹胀、小儿腹痛、小儿食欲不振、小儿食积等病症。

│推拿方法│

用手掌紧贴中脘，与穴位之间不能移动，而皮下的组织要被揉动，幅度逐渐扩大。常规揉按100～200次。

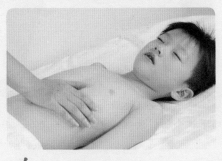

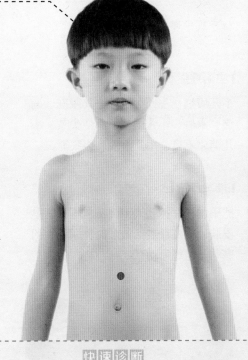

快速诊断

此处疼痛，或皮肤发凉，多提示消化系统病症，多为脾胃虚寒所致。

 老中医临床经验

组合疗法	主治
揉中脘、推脾经、按揉足三里	食积、呕吐
揉中脘、揉板门、按揉天柱	打嗝、呕吐、吞酸
揉中脘、摩腹、按揉天枢	腹胀、便秘

33 摩神阙 腹泻便秘不再愁

神阙，又名"气合"，属任脉。气，气态物也；合，会合也；意指任脉气血在此会合。本穴有温补元阳，健运脾胃，复苏固脱之效。小儿腹痛、久泻、脱肛、便秘等均可摩动此穴。

穴位定位

位于腹中部，脐中央。

主治病症

小儿腹痛、小儿久泄、小儿脱肛、痢疾、水肿、小儿便秘、小便失禁、小儿消化不良、小儿疳积、腹胀等。

推拿方法

把手掌放在神阙穴上，手掌不要紧贴皮肤，在皮肤表面做顺时针回旋性的摩动。常规摩动100～200次。

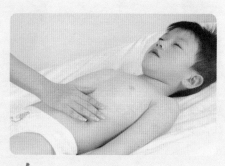

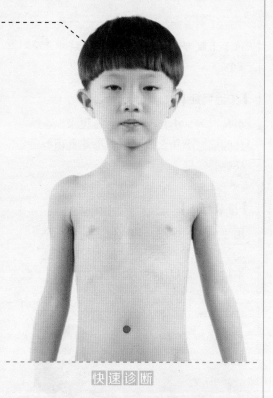

快速诊断

此处流脓水，多提示脐部感染，多由心脾湿热下注小肠引致。

 老中医临床经验

组合疗法	主治
摩神阙、摩腹、揉龟尾、推七节骨	腹泻、便秘
摩神阙、揉中脘、捏脊柱、按揉足三里	疳积
摩神阙、按揉关元	久泻不止、肠鸣腹痛

34 揉气海　　益气助阳止腹痛

气海，属任脉，"海"有聚会之意，穴居脐下，是人体先天元气聚会之处，主一身气疾，因名"气海"。小儿水肿、小儿脱肛、小儿疝气等病症均可揉动此穴，可见缓解。

穴位定位

位于下腹部，前正中线上，当脐中下1.5寸。

主治病症

水肿、脘腹胀满、大便不通、泄痢、食欲不振、夜尿症、儿童发育不良、小儿遗尿、小儿脱肛、疝气等疾。

推拿方法

合并食指、中指，用两指指腹按压在气海穴上，以顺时针的方向揉按，力度适中。常规揉按80~100次。

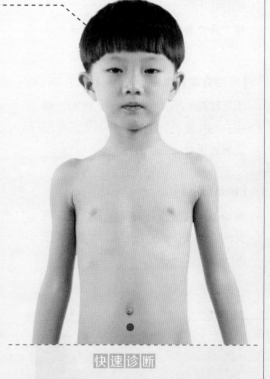

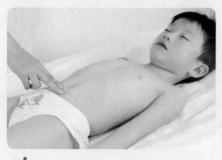

快速诊断

此处疼痛多提示气虚、气滞，常伴见便秘、腹痛、膀胱病变等。

 老中医临床经验

组合疗法	主治
揉气海、按揉大肠俞、按揉足三里	肠痉挛、腹痛
揉气海、运内八卦	胸膈不利、痰涎壅结
揉气海、点按百会	遗尿

35 揉天枢　　消食导滞治痢疾

天枢穴属于足阳明胃经，是手阳明大肠经募穴，位于脐旁两寸，恰为人身之中点，如天地交合之际，升降清浊之枢纽。小儿消化系统病症，如腹胀、腹泻、消化不良等均可揉动此穴。

穴位定位

位于腹中部，横平脐中，距前正中线2寸。

主治病症

小儿腹胀、小儿腹痛、小儿腹泻、痢疾、小儿便秘、小儿食积不化、急慢性肠胃炎等病症。

推拿方法

将拇指指腹按压在天枢穴上，以顺时针的方向揉按，力度轻柔。常规揉按80~100次。

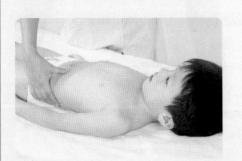

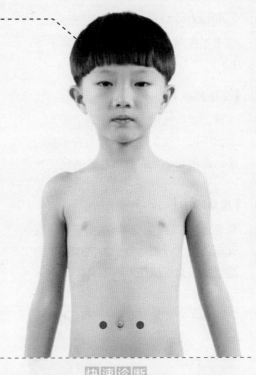

快速诊断

右侧天枢穴疼痛应与阑尾炎麦氏点疼痛相鉴别，以免耽误病情。

 老中医临床经验

组合疗法	主治
揉天枢、摩神阙、摩腹	腹胀、便秘
揉天枢、揉按肚角	腹痛
揉天枢、按揉足三里	小儿腹泻

36 按揉关元　培补肾气不尿床

关元穴，小肠募穴，为足三阴、任脉之会，具有补肾培元、温阳固脱之功效。小儿腹痛、疝气、遗尿、脱肛等病症，按揉此穴有很好的疗效。

穴位定位

位于下腹部，前正中线上，当脐中下3寸。

主治病症

小腹疼痛、呕吐、疝气、食欲不振、夜尿症、消化不良、慢性腹泻、虚性腹胀、脱肛、遗尿、尿潴留等病症。

推拿方法

合并食指、中指，用两指指腹按压在关元穴上，以顺时针的方向揉按，力度适中。常规揉按80～100次。

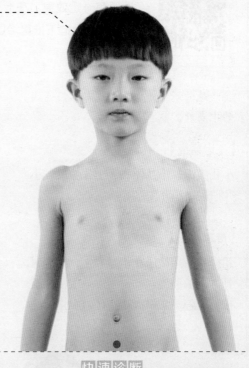

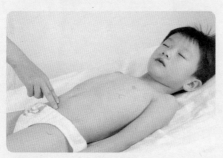

快速诊断

下腹部的穴位多不敏感，若此处疼痛明显，多为外伤或提示肠痉挛。

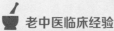 **老中医临床经验**

组合疗法	主治
按揉关元、推肾经、推三关、揉外劳宫	疝气、遗尿、脱肛
按揉关元、推箕门	尿潴留
按揉关元、点按太溪	久泻不止

37 揉龟尾（长强）　通调督脉治便秘

揉龟尾穴能通调督脉之经气，有调理大肠的功能，对止泻、通便有一定效果。在七节骨与龟尾一线，家长自下而上推可温阳止泻，自上向下推可治便秘。

穴位定位

位于尾骨端下，当尾骨端与肛门连线的中点处。

主治病症

小儿腹泻、小儿便秘、小儿惊风、小儿遗尿、小儿脱肛等病症。

推拿方法

用拇指指端按压在龟尾穴上，做顺时针方向的回旋揉动。力度一般由轻至重再至轻。常规揉动100～300次。

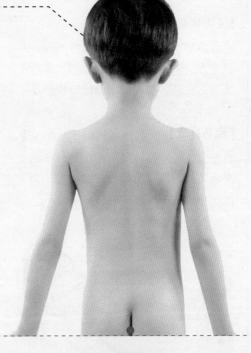

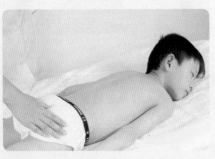

快速诊断

此处疼痛首先观察有没皮肤损伤，若无，有息肉者，多提示肛门湿热。

🥣 老中医临床经验

组合疗法	主治
揉龟尾、摩腹、摩神阙、推七节骨	腹泻
揉龟尾、推七节骨、摩腹、揉按肚角	便秘

38 推七节骨　止泻通便双向调

　　七节骨是小儿特有的穴位，有调节大小便的功能。因小儿尾部就有五节，由尾椎向上两个腰椎加起来就是七节骨，无论是便秘或是腹泻均可推按此穴。

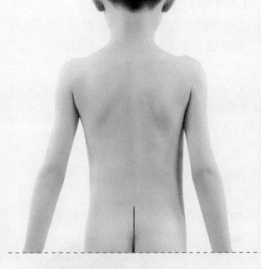

穴位定位

位于第四腰椎至尾椎骨端，成一直线的地方。

主治病症
虚寒性腹痛、小儿腹泻、肠热便秘、痢疾等病症。

推拿方法
合并食指、中指，用两指指腹按压七节骨穴，自上而下，再自下而上来回推七节骨穴，力度轻柔。常规推动100~300次。

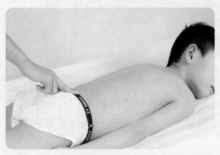

快速诊断

此处叩击痛，有可能为肾区和膀胱区病变，应重视；也可为腰椎病变。

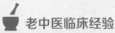 老中医临床经验

组合疗法	主治
推七节骨、揉龟尾、摩腹、摩神阙	腹泻
推七节骨、点按百会、按揉关元	气虚下陷的脱肛和遗尿
推七节骨、按揉命门	脱肛

39 捏大椎　清热解表治感冒

大椎穴，为三阳、督脉之会。大有高起、开始之意；穴在第七颈椎凹陷处，该处脊椎较其他脊骨稍大高起，因名大椎。此穴祛风清热，对于小儿项强、热病等有很好的疗效。

穴位定位

位于后正中线上，第七颈椎棘突下凹陷中。

主治病症

小儿项强、小儿发热、小儿咳嗽、小儿感冒、小儿落枕、小儿麻痹后遗症、小儿舞蹈病等病症。

推拿方法

用拇指和食、中两指相对，挟提大椎穴，双手交替捻动，向前推进，力度由轻至重。常规挟提推进100次。

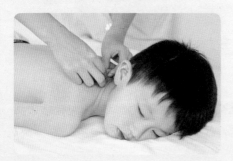

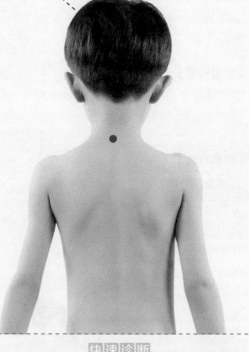

快速诊断

此处疼痛，多提示颈椎病痛，或外感风寒引致感冒，或长时间低头导致劳损。

🥣 老中医临床经验

组合疗法	主治
捏大椎、按揉天柱	感冒、项强
捏大椎、摩乳旁、揉乳根	咳嗽
捏大椎、掐按少商	发热

40 揉风门　　　　风寒感冒显奇功

风门穴，属足太阳膀胱经的经穴，为督脉、足太阳经交会穴，为风邪出入之门户，主治风疾，故名风门，是临床祛风最常用的穴位之一。小儿伤风、发热、咳嗽等，揉此穴有奇效。

穴位定位

位于背部，第二胸椎棘突下，旁开1.5寸。

主治病症

小儿感冒、小儿咳嗽、小儿发热、小儿头痛、小儿项强、小儿胸背疼痛等病症。

推拿方法

合并食指、中指，用两指指腹按压在风门穴上，以顺时针的方向揉按，力度适中即可。常规揉按20～30次。

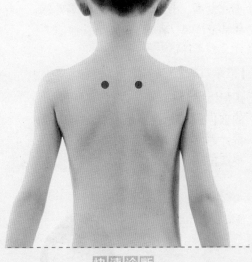

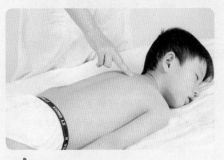

快速诊断

此处肌肉紧张、疼痛，伴头项强痛，多为受凉，风寒入络所致。

 老中医临床经验

组合疗法	主治
揉风门、拿捏风池、推肺经、按揉肺俞、分推膻中	风寒感冒
揉风门、按揉肺俞、捏大椎	咳嗽、气喘
揉风门、拿捏肩井、按压委中	腰酸背痛

41 按揉肺俞 补益肺气咳嗽少

肺俞穴，属足太阳膀胱经，为手太阴肺经之背俞穴。具有解表宣肺、清热理气的作用。小儿呼吸系统病症，如咳嗽、哮喘，按揉此穴有速效。

穴位定位

位于背部，当第三胸椎棘突下，旁开1.5寸。

主治病症

小儿发热、小儿咳嗽、流鼻涕等外感病症及痰鸣、咳喘、胸闷、胸痛等。

推拿方法

用拇指指端点按肺俞穴，先以顺时针的方向揉按，再以逆时针的方向揉按，力度由轻至重，再由重至轻。常规揉按50~100次。

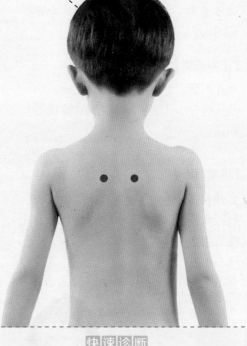

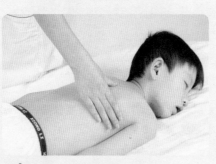

快速诊断

此处疼痛，多提示肺部病变，多属外感风寒之邪，或气滞血瘀，或肺气虚损所致。

 老中医临床经验

组合疗法	主治
按揉肺俞、分推膻中、推肺经、按揉丰隆	呼吸系统病症
按揉肺俞、按揉足三里、按揉外关	感冒
按揉肺俞、按揉曲池、按揉血海	荨麻疹

按揉心俞 安神益智治胸闷

心俞穴，属足太阳膀胱经，为心之背俞穴。本穴是心气转输后背体表的部位，故名心俞。具有宽胸理气、通络安神的作用。小儿失眠、惊悸不安等病症可按揉此穴。

穴位定位

位于背部，当第五胸椎棘突下，旁开1.5寸。

主治病症

小儿心痛、小儿惊悸、小儿健忘、小儿癫痫、小儿胸闷、小儿遗尿、小儿盗汗等病症。

推拿方法

用拇指指端按压在心俞穴上，做顺时针方向的回旋揉动，力度一般由轻至重再至轻。常规按揉20~30次。

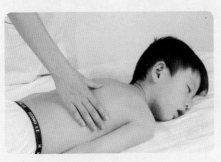

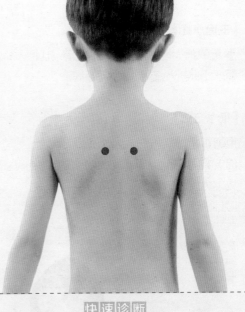

快速诊断

此处不适，多提示心脏部病症，多属心胆气怯，心神失养，心血亏虚所致。

 老中医临床经验

组合疗法	主治
按揉心俞、按揉三阴交	健忘、失眠、惊悸
按揉心俞、按揉内关	心痛、心悸
按揉心俞、点按太渊	咳嗽

肝俞穴，属足太阳膀胱经，为肝之背俞穴。具有疏肝利胆、理气明目的作用。小儿肝胆胁肋病变，如黄疸、胁痛等，均可按揉此穴，可见缓解。

穴位定位

位于背部，当第九胸椎棘突下，旁开1.5寸。

｜主治病症｜

小儿黄疸、小儿胁痛、小儿目赤肿痛、小儿近视、小儿惊风等病症。

｜推拿方法｜

用拇指指端点按肝俞穴，先以顺时针的方向揉按，再以逆时针的方向揉按，力度由轻至重，再由重至轻。顺时针、逆时针各按揉10~30次。

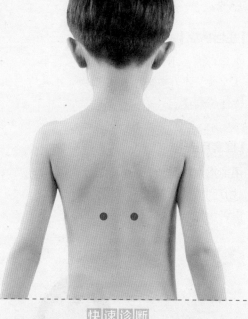

快速诊断

此处疼痛，多提示肝区不适，多由肝气郁结，肝火太盛，肝肾亏损等导致。

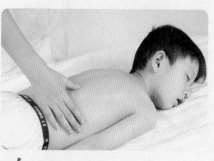

 老中医临床经验

组合疗法	主治
按揉肝俞、点按百会、掐按太冲	头昏、头痛
按揉肝俞、捏大椎、按揉曲池	癫痫、精神分裂
按揉肝俞、按揉肾俞、点按太溪	健忘、失眠

44 按揉胆俞　疏肝利胆治黄疸

胆俞穴，属足太阳膀胱经，为胆之背俞穴。具有疏肝利胆、清利湿热的作用。小儿肝胆病症，如肝胆湿热之黄疸、胆道蛔虫症，可按揉此穴，疗效佳。

穴位定位

位于背部，当第十胸椎棘突下，旁开1.5寸。

主治病症

小儿黄疸、小儿口苦、小儿胸胁痛、小儿潮热、小儿咽痛、小儿腹痛等。

推拿方法

用拇指指端点按胆俞穴，先以顺时针的方向揉按，再以逆时针的方向揉按，力度由轻至重，再由重至轻。顺时针、逆时针各按揉50～100次。

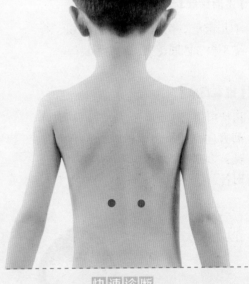

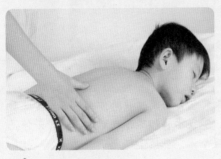

快速诊断

此处疼痛或扪及小肿块，多提示胆的病变，多由气滞血瘀，肝胆湿热所致。

 老中医临床经验

组合疗法	主治
按揉胆俞、按揉阳陵泉	呕吐、胆道蛔虫症
按揉胆俞、按揉三阴交	咽痛、肺痨、潮热
按揉胆俞、按揉日月	黄疸、胆囊炎

脾俞穴，属足太阳膀胱经，为脾之背俞穴。具有健脾和胃、升清利湿的作用。小儿消化系统病症、小儿贫血、小儿营养不良等病症，按揉此穴，可见缓解。

穴位定位

位于背部，当第十一胸椎棘突下，旁开1.5寸。

| 主治病症 |

小儿呕吐、小儿腹泻、小儿疳积、食欲不振、四肢乏力、消化不良等。

| 推拿方法 |

用拇指指端点按脾俞穴，先以顺时针的方向揉按，再以逆时针的方向揉按，力度由轻至重，再由重至轻。顺时针、逆时针各按揉50~100次。

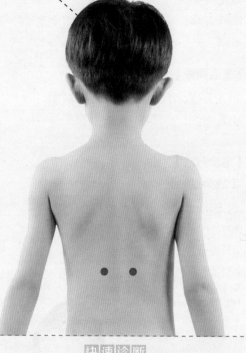

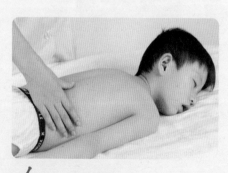

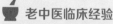

快速诊断

此处疼痛，常见于腰肌劳损。伴见大便溏薄，多提示脾阳虚，或寒湿困脾。若伴见小腹坠胀，多提示脾气下陷。

老中医临床经验

组合疗法	主治
按揉脾俞、推脾经、揉中脘、按揉足三里、捏脊柱	消化系统病症
按揉脾俞、按揉足三里、按揉三阴交	黄疸、肝炎
按揉脾俞、按揉膈俞、捏大椎	便血

46 按揉胃俞　和胃助运治腹胀

胃俞穴，属足太阳膀胱经，为胃之背俞穴。具有健脾和胃、降逆和中的作用。对消化系统病症，如小儿腹胀、小儿消化不良，按揉此穴有很好的疗效。

穴位定位

位于背部，当第十二胸椎棘突下，旁开1.5寸。

| 主治病症 |

小儿胸胁疼痛、小儿胃脘痛、小儿呕吐、小儿腹胀、小儿肠鸣、小儿疳积等病症。

| 推拿方法 |

用拇指指端按压在胃俞穴上，做顺时针方向的回旋揉动，力度一般由轻至重再至轻。常规按揉50～100次。

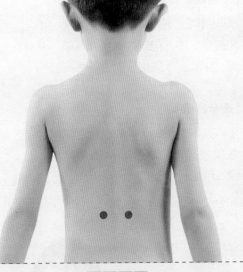

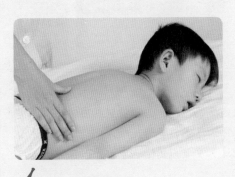

快速诊断

此处疼痛，多见于腰肌劳损。若伴见口舌生疮、牙龈肿痛，提示胃火炽盛。若伴见饥不欲食，提示胃阴不足。

🥣 **老中医临床经验**

组合疗法	主治
按揉胃俞、揉中脘	胃痛、呕吐
按揉胃俞、揉中脘、按揉内关	胃痛
按揉胃俞、按压上巨虚、按揉三阴交	小儿腹泻、痢疾

47 按揉肾俞　　益肾助阳治遗尿

　　肾俞穴，属足太阳膀胱经，为肾之背俞穴。具有调补肾气、通利腰脊的作用。小儿先天不足，肾精不足，按揉此穴，可以补肾气、乌须生发、填精生髓、强壮筋骨。

穴位定位

位于腰部，当第二腰椎棘突下，旁开1.5寸。

主治病症

小儿腹泻、小儿腹痛、小儿便秘、小儿遗尿、小儿佝偻病、小儿耳鸣、耳聋、哮喘、下肢痿软无力等病症。

推拿方法

用拇指指端点按肾俞穴，顺、逆时针依次按揉，力度由轻至重再至轻。顺、逆时针各按揉10～30次。

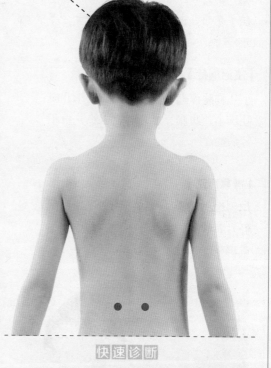

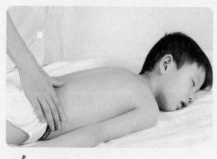

快速诊断

此处疼痛难忍，若为针刺样固定痛，多提示肾区结石，多为气滞血瘀所致。若伴小便清长量多，怕冷，多为肾阳虚衰。

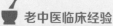 老中医临床经验

组合疗法	主治
按揉肾俞、推脾经、推肾经、掐揉二马	肾虚导致的腹泻、便秘
按揉肾俞、按揉委中	下肢痿软无力
按揉肾俞、按揉气海、点按百会	遗尿

调和肠胃治腹泻

大肠俞，属足太阳膀胱经，为大肠之背俞穴。具有理气降逆、调和肠胃的作用。小儿消化系统病症，如便秘、腹泻，按揉此穴，效佳。

穴位定位

位于腰部，当第四腰椎棘突下，旁开1.5寸。

主治病症

小儿腹胀、小儿肠鸣、小儿腹泻、小儿便秘、小儿痢疾、小儿消化不良等病症。

推拿方法

用拇指指端按压在大肠俞穴上，做顺时针方向的回旋揉动，力度一般由轻至重再至轻。常规按揉50～100次。

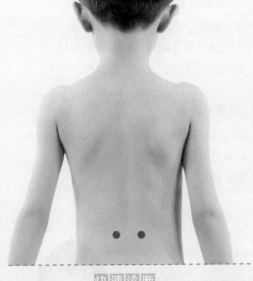

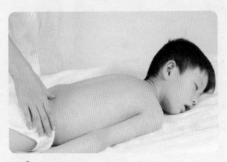

快速诊断

此处胀痛不适，伴腹痛，脘腹胀满，多提示肠道病症，多属大肠湿热所致。

 老中医临床经验

组合疗法	主治
按揉大肠俞、揉天枢	胃肠积滞、肠鸣、腹泻
按揉大肠俞、揉气海、按揉足三里	肠痉挛、腹痛
按揉大肠俞、按揉小肠俞	二便不利

49 按揉腰阳关　　补肾强腰治遗尿

腰是指位置在腰上；阳是指在督脉上，督脉为阳脉之海。腰阳关是督脉上的重要穴位，是督脉上元阴、元阳的相交点。如小儿遗尿、腰骶疼痛等，按揉此穴，可见奇效。

穴位定位

位于腰部，当后正中线上，第四腰椎棘下凹陷中。

主治病症

小儿遗尿、小儿腹泻、小儿哮喘、小儿水肿、小儿麻痹症、坐骨神经痛、小儿腰骶疼痛、下肢瘫痪等病症。

推拿方法

用拇指指端按压在腰阳关穴上，做顺时针方向的回旋揉动，力度一般由轻至重再至轻。常规按揉50～100次。

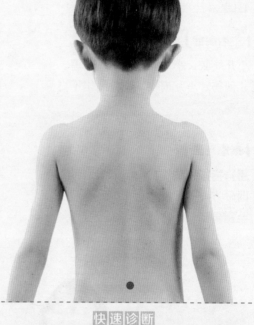

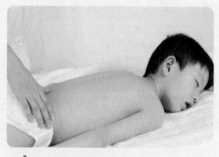

快速诊断

此处疼痛，或扪及小结节，多提示腰椎病变，或泌尿系统病症，如尿路结石。

 老中医临床经验

组合疗法	主治
按揉腰阳关、按揉肾俞、揉次髎、按揉委中	腰腿疼痛
按揉腰阳关、点按百会、点按命门	破伤风
按揉腰阳关、按揉肾俞、点按环跳	下肢痿痹

50 按揉定喘　小儿哮喘有奇效

定喘穴，属经外奇穴，为治疗咳嗽、喘逆之要穴，呼吸系统病症，如哮喘、肺炎、支气管炎等引起的小儿咳喘不止，按揉此穴，可见奇效。

穴位定位

位于背部，当第七颈椎棘突下，旁开0.5寸。

主治病症

小儿咳嗽、小儿哮喘、小儿百日咳、小儿落枕、小儿肩背痛、小儿支气管炎等病症。

推拿方法

用拇指指端按压在定喘穴上，做顺时针方向的回旋揉动，力度一般由轻至重再至轻。常规按揉50~100次。

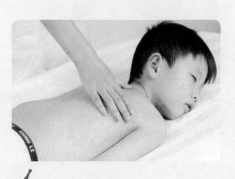

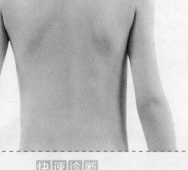

快速诊断

此处按痛明显，或扣及包块，多提示呼吸系统病症，小儿咽喉不利，多为痰热壅盛所致。

🥣 老中医临床经验

组合疗法	主治
按揉定喘、按揉涌泉、揉天突、按揉丰隆	慢性支气管炎
按揉定喘、按揉肺俞	哮喘、咳嗽
按揉定喘、按揉天突、按揉丰隆	百日咳

51 点按天宗　生发阳气防近视

天，穴内气血运行的部位为天部也。宗，祖庙、宗仰、朝见之意。"天宗"意指小肠经气血由此气化上行天部，具有疏风、散筋、止痛的作用，主要治疗肩背部病症及小儿气喘。

穴位定位

位于肩胛部，当冈下窝中央凹陷处，与第四胸椎相平。

主治病症

小儿近视、小儿脑瘫、小儿麻痹后遗症、小儿肌性颈斜。

推拿方法

用拇指指腹稍用力按在天宗穴上，向外做回旋动作，按揉五十圈到一百圈，力度由轻至重，手法连贯。常规推拿50~100次。

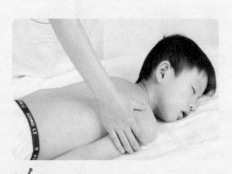

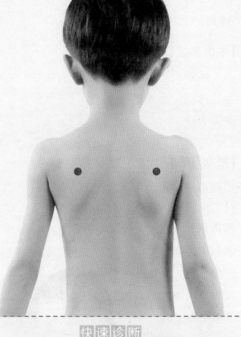

快速诊断

此处按痛明显，伴见关节屈伸不利，多为肩胛部病变，多为扭伤或风湿入络所致。

老中医临床经验

组合疗法	主治
点按天宗、按揉桥弓	近视
点按天宗、分推膻中	理气散结消肿
点按天宗、按压秉风	肩胛部疼痛

小儿上肢部特效穴

52 推肺经　　宣肺清热治咳喘

肺经所属腧穴能主治相关肺系的病症。推肺经是治疗小儿外感邪气的主要手法之一。每天坚持推拿，可缓解咳嗽、气喘、畏寒等病症。

穴位定位

位于无名指末节螺纹面。

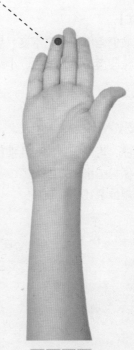

主治病症

小儿咳嗽、小儿气喘、小儿虚寒怕冷、小儿感冒、小儿发热、脱肛。

推拿方法

用拇指指腹顺时针旋转推动小儿的无名指末节螺纹面称为补肺经。直推称为清肺经。常规推拿100~500次。

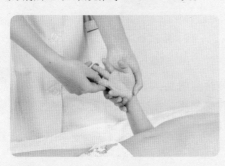

快速诊断

肺经按压疼痛明显，多提示有感冒发热之象，多为风寒入络所致。

 老中医临床经验

组合疗法	主治
推肺经、推脾经、推肾经、推三关、分推膻中、揉足三里	咳嗽气喘、虚寒怕冷
推肺经、清天河水、开天门、推坎宫、揉天突	感冒发热、痰鸣

53 推脾经　　健脾养胃治疳积

脾经是和胃消食、增进食欲的重要穴位。推脾经是治疗小儿脾胃虚弱型病症的常用手法。每天坚持推拿，可缓解消化不良、疳积、腹泻等病症。

穴位定位

位于拇指桡侧缘或拇指末节螺纹面。

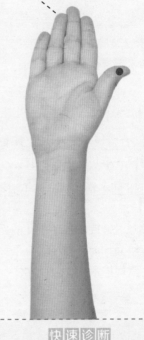

▎主治病症▎

小儿食欲减退、小儿消化不良、小儿疳积、小儿腹泻、小儿咳嗽、小儿消瘦等病症。

▎推拿方法▎

将拇指屈曲，沿拇指螺纹面旋推称为补脾经，循拇指桡侧直推为泻，手法连贯。常规推拿100～500次。

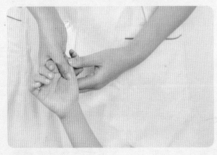

快速诊断

此处按痛明显，多提示消化系统病症，多为脾胃气虚，或过食寒凉之品，损伤脾胃所致。

 老中医临床经验

组合疗法	主治
推脾经、揉中脘、按揉脾俞、按揉足三里	食欲减退、消化不良
推脾经、清天河水、推大肠经	湿热蕴结型腹泻
推脾经、按揉脾俞、按揉胃俞	腹胀

养心安神退高热

推心经是治疗小儿高热神昏、内有郁热的常用推拿手法。每天坚持推拿，可以补益心气、宁心安神，并可缓解发热、惊烦不宁、小便赤涩等病症。

穴位定位

位于中指末节螺纹面。

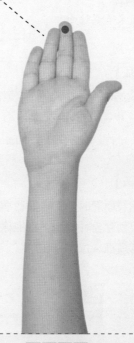

主治病症

小儿身热无汗、小儿高热神昏、小儿五心烦热、小儿口舌生疮、小便赤涩、惊烦不宁、夜啼、失眠等病症。

推拿方法

一手托住小儿的手掌，用另一手拇指螺纹面顺时针旋转推动小儿中指螺面。常规揉按100~500次。

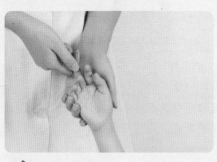

快速诊断

此处按痛明显，伴见失眠多梦，多提示心气不足，或心肝火旺，心神失养等。

 老中医临床经验

组合疗法	主治
推心经、推肝经、推小肠经、揉小天心、清天河水	热性病及神志异常病
推心经、按揉心俞	夜啼、失眠
推心经、推脾经	睡眠露睛

55 推肝经　　熄风镇惊止抽搐

肝经主治肝胆病症、神经系统、眼科病症等。推肝经是常用于治疗小儿惊风抽搐的推拿手法。每天坚持推拿，可缓解小儿惊风、抽搐、烦躁不安等。

穴位定位

位于食指末节螺纹面。

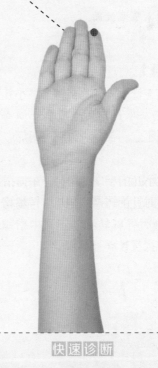

主治病症

小儿惊风、小儿抽搐、小儿烦躁不安、小儿夜啼、小儿癫痫、小儿发热、小儿口苦、目赤肿痛等病症。

推拿方法

用拇指螺纹面顺时针旋转推动小儿的食指螺纹面称为补肝经。直推称为清肝经。常规推拿100～500次。

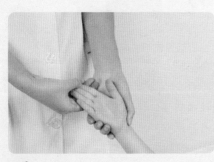

快速诊断

此处按痛明显，伴见青筋外露，多提示小儿惊风先兆，需特别注意。

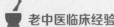 老中医临床经验

组合疗法	主治
推肝经、清天河水、按揉涌泉	烦躁不安、惊风
推肝经、拿捏风池、按揉肝俞、按揉太阳	红眼病
推肝经、推胆经	黄疸

56 推肾经

补肾益脑治遗尿

肾经主治泌尿生殖系统、神经精神方面病症、呼吸系统、消化系统和循环系统的部分病症。推肾经是治疗小儿先天不足的常用手法。每天坚持推拿，可缓解腹泻、尿多、遗尿等病证。

穴位定位

位于小指末节螺纹面。

主治病症

小儿先天不足、小儿久病虚弱、小儿肾虚腹泻、小儿尿多、小儿遗尿等。

推拿方法

一手托住小儿的手掌，用另一手拇指螺纹面顺时针旋转推动小儿小指螺纹面为补肾经。直推称为清肾经。一般多用补法。常规推拿100~500次。

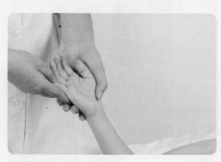

快速诊断

此处按痛明显，伴见青筋外露，多提示虚寒性病症。

 老中医临床经验

组合疗法	主治
推肾经、推脾经、点按百会、推三关、摩神阙	遗尿、脱肛
推肾经、按揉肾俞、按揉关元	肾虚证
推肾经、推肺经、按揉定喘	支气管哮喘

57 推胃经　　和胃降逆泻胃火

胃经主治小儿肠胃等消化系统、循环系统部分病症。推胃经是治疗小儿中焦脾胃湿热的常用手法。长期坚持推拿，可缓解呕吐、吞酸、消化不良等病症。

穴位定位

位于拇指掌侧第一节。

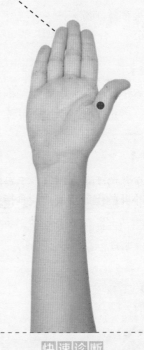

| 主治病症 |

小儿呕吐、小儿烦渴善饥、小儿消化不良、小儿食欲不振、小儿吐血等。

| 推拿方法 |

用拇指螺纹面顺时针旋转推动小儿胃经，称为补胃经；直推称为清胃经。二者统称推胃经。手法连贯，常规推拿100~500次。

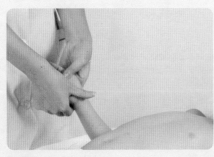

快速诊断

此处酸胀疼痛不已，伴见口气臭，多提示胃热炽盛，或湿热蕴胃。

 老中医临床经验

组合疗法	主治
推胃经、推脾经、按揉天柱、揉板门	呕吐、恶心
推胃经、推大肠经、推六腑、揉天枢、推七节骨	胃肠实热、脘腹胀满
推胃经、按揉脾俞	消化不良

58 推大肠经 清利肠腑导积滞

　　大肠经主治与大肠功能有关的病症。推大肠经是治疗小儿肠道病症的常用手法。每天坚持推拿，可帮助小儿肠道蠕动，促进消化，可缓解腹泻、脱肛、便秘等病证。

穴位定位

位于食指桡侧缘，自食指尖至虎口，成一直线。

▌主治病症▐

小儿虚寒腹泻、小儿脱肛、小儿大便秘结等病症。

▌推拿方法▐

一手托住小儿的手掌，用另一手拇指螺纹面从小儿的虎口直线推向食指指尖为清，称清大肠。反之为补，称补大肠。常规推拿100～500次。

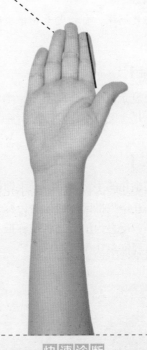

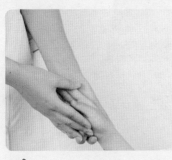

快速诊断

此处胀痛不休，多提示肠道病症，多为大肠湿热所致。

 老中医临床经验

组合疗法	主治
推大肠经、按揉关元、揉外劳宫、推三关	脾虚泄泻
推大肠经、推脾经、推胃经、推六腑、摩腹	积滞、便秘
推大肠经、点按百会	脱肛

59 推小肠经

温补下焦治遗尿

小肠经受盛胃中水谷，主转输清浊。推小肠经是治疗小儿下焦病症的常用手法。每天坚持推拿，可帮助水液代谢，可缓解尿闭、遗尿等泌尿系统病症。

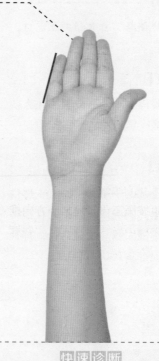

穴位定位

位于小指尺侧缘，自指尖至指根成一直线。

| 主治病症 |

小儿小便短赤、小儿排尿不畅、小儿尿闭、小儿遗尿、小儿发热等病症。

| 推拿方法 |

一手托住小儿的手掌，用另一手拇指指腹从小儿指尖推向指根为补，称为补小肠经，反之为清。二者统称推小肠经。常规推拿100～300次。

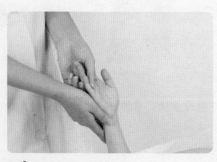

快速诊断

此处按痛明显，伴口舌生疮，多提示心遗热于小肠。

 老中医临床经验

组合疗法	主治
推小肠经、清天河水	小便赤涩
推小肠经、按揉关元、按揉肾俞	遗尿、多尿
推小肠经、捏大椎	发热

60 推三焦经　和胃助运治腹胀

三焦经是元气和水液运行的通道。推三焦经是治疗小儿水道不利的常用手法。每天坚持推拿，可帮助体内水液代谢，可缓解腹胀、小便黄赤、大便硬结等病症。

穴位定位

位于无名指掌面近掌节。

主治病症

小儿食积内热、小儿腹胀、小儿哭闹、小儿小便黄赤、小儿便秘等。

推拿方法

用拇指指甲掐按三焦经3~5次，再以拇指指腹按压三焦经向掌心方向推按，最后以拇指指端以顺时针方向揉按三焦经。常规推拿50~100次。

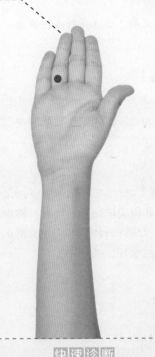

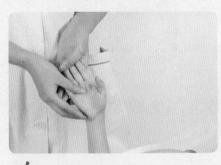

快速诊断

此处酸胀按痛，伴见肢体浮肿，或小便短少，多提示体内水液代谢障碍。

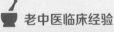 老中医临床经验

组合疗法	主治
推三焦经、推小肠经、推六腑	发热
推三焦经、推心经、掐揉膊阳池、掐揉二马	小便赤涩
推三焦经、推六腑、按揉天枢	大便硬结、便秘

61 推六腑　　清热解毒治多汗

六腑，可治疗小儿一切热证。推六腑是治疗小儿热证多汗的常用治疗手法。长期坚持推拿，可缓解发热多汗、咽喉肿痛、便秘等病症。

穴位定位

位于前臂尺侧，阴池至肘成一直线。

主治病症

小儿发热多汗、小儿惊风、小儿口疮、小儿咽痛、小儿便秘、腮腺炎等一切实热病症。

推拿方法

用拇指指腹自肘推向腕，称退六腑或推六腑。力度由轻至重，再由重至轻。常规推拿100~300次。

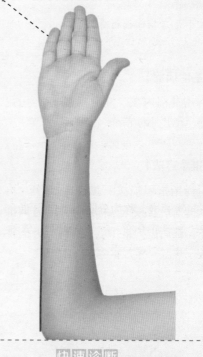

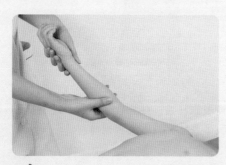

快速诊断

此处疼痛，首先考虑手关节病变，或用力过猛等。

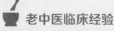 老中医临床经验

组合疗法	主治
推六腑、推肺经、推心经、推肝经、捏脊柱	实热证
推六腑、推脾经、推胃经、推大肠经、摩腹	便秘
推六腑、推心经、清天河水	失眠

62 推大横纹　行滞消食治腹胀

推大横纹又称为分推阴阳，是治疗小儿食滞于内，脘腹胀满的常用手法。长期坚持，推拿200~300次，可帮助消积化滞，缓解腹胀、便秘等病症。

穴位定位

位于仰掌腕掌侧横纹。近拇指端称阳池，近小指端称阴池。

主治病症

小儿腹胀、小儿腹泻、小儿呕吐、小儿痢疾、小儿食积、小儿便秘等。

推拿方法

用双手拇指从患儿大横纹中点，由总筋向两旁推，称为分阴阳。自阳池、阴池向总筋合推，称为合阴阳。统称推阴阳。常规推拿200~300次。

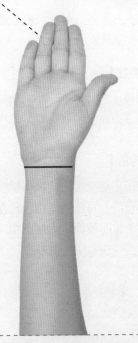

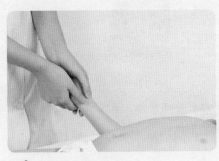

快速诊断

此处疼痛明显，首先考虑腕关节病变，多为扭伤或脱位。

 老中医临床经验

组合疗法	主治
推大横纹、清天河水	咳喘、胸闷
推大横纹、揉外劳宫、揉板门	腹胀、腹泻
推大横纹、摩腹、按揉天枢	食积

63 掐小横纹

清热散结治口疮

小横纹主要用于治疗小儿脾胃热结、口唇破烂及腹胀等症。推按小横纹是治疗小儿口舌生疮的常用手法。每天坚持推拿，可有效缓解口疮、腹胀等病症。

穴位定位

位于掌面上食指、中指、无名指、小指掌关节横纹处。

主治病症

小儿烦躁、小儿口疮、小儿唇裂、小儿腹胀等病症。

推拿方法

用拇指指甲逐渐用力掐按小横纹，称为掐小横纹。再用拇指指腹侧推小横纹，称为推小横纹。力度适中，手法连贯。常规推拿50～100次。

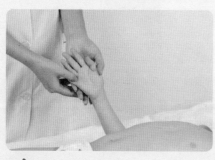

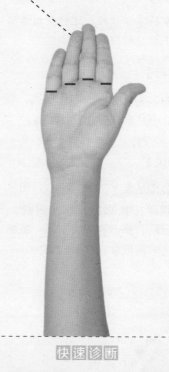

快速诊断

此处红肿疼痛发热，多见于关节炎，多为风湿热所致。

 老中医临床经验

组合疗法	主治
掐小横纹、推心经、按揉心俞	烦躁不安
掐小横纹、推掌小横纹、掐少商	口疮
掐小横纹、推肺经	肺炎

64 推掌小横纹　宣肺化痰止咳嗽

　　掌小横纹对一切痰壅咳喘皆有良效。推掌小横纹是治疗小儿肺热咳嗽的常用手法。每天坚持推拿，可清心肺之热，缓解口疮、流涎、咳喘等病症。

穴位定位 -

位于掌面小指根下，尺侧掌纹头。

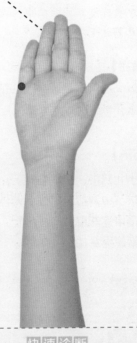

｜主治病症｜

小儿痰热喘咳、小儿口舌生疮、小儿百日咳、小儿流涎等病症。

｜推拿方法｜

用拇指指腹以顺时针方向揉按掌小横纹，再用手指指端掐按掌小横纹，力度适中，手法连贯。常规推拿50～100次。

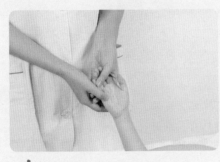

快速诊断

此处按痛明显，多提示肺部病症，多为肺热壅盛所致。

 老中医临床经验

组合疗法	主治
推掌小横纹、掐小横纹、掐少商	口疮
推掌小横纹、推肺经、揉板门、开天门	咳喘
推掌小横纹、推脾经	小儿流涎

65 揉小天心

镇惊安神止抽搐

　　小天心是主治惊风抽搐，小便不通的特效穴。揉小天心是治疗小儿惊风抽搐的常用手法。用力掐按此穴，长期坚持，可改善目赤肿痛、惊风抽搐等病症。

穴位定位

位于大小鱼际交界处凹陷中，内劳宫之下，总筋之上。

|主治病症|

小儿目赤肿痛、小儿口疮、小儿惊风抽搐、小儿夜啼、小儿发热。

|推拿方法|

一手持小儿四指，使掌心向上，另一手的食指、中指指端揉按小天心，再用拇指指甲逐渐用力掐按此穴，手法连贯。常规推拿100～300次。

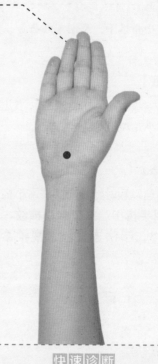

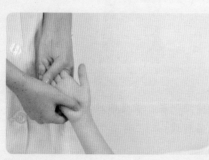

快速诊断

此处疼痛，发痒，多提示心肝病症，多为心肝热盛，或肝经湿热所致。

 老中医临床经验

组合疗法	主治
揉小天心、推心经、推小肠经、清天河水	发热、小便短赤
揉小天心、推肝经、点按百会、掐人中、掐老龙	惊风、抽搐、夜啼
揉小天心、推心经、掐少商	小儿口疮

66 运外八卦 宽胸理气助散结

《针灸大成》所述："外八卦，通一身之气血，开脏腑之秘结，穴络平和而荡荡也"。外八卦是通利脏腑的特效穴。运外八卦是治疗小儿胸闷气逆的常用手法。经常掐运，可改善胸闷、腹胀。

穴位定位

位于手背外劳宫周围，与内八卦相对的地方。

主治病症

小儿胸闷、小儿腹胀、小儿便秘、小儿咳喘。

推拿方法

使小儿的掌心向下，用拇指指尖做顺时针方向掐运，称顺运外八卦。用拇指指尖做逆时针方向掐运，则称逆运外八卦。常规推拿50～100次。

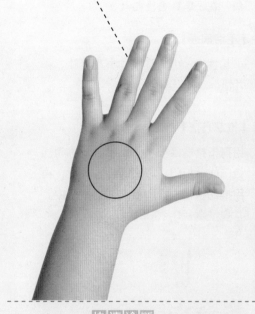

快速诊断

此处酸痛紧张明显，可能由于感冒或肩颈部病症引起。

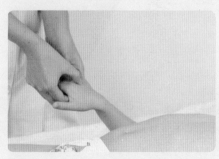

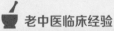

老中医临床经验

组合疗法	主治
运外八卦、摩腹、分推膻中	气机不畅诸症
运外八卦、推胃经、推脾经、按揉胃俞、按揉脾俞	腹胀、便秘
运外八卦、推肺经、气海	咳嗽、胸闷

67 揉板门

健脾和胃治腹胀

板门常用于调整脾胃功能，是帮助小儿消积化食的要穴。揉板门是治疗小儿食积腹胀的常用手法。每天坚持推拿，可缓解腹胀、呕吐、泄泻等病症。

穴位定位

位于手掌大鱼际表面（双手拇指近侧，在手掌肌肉隆起处）。

主治病症

小儿食积、小儿腹胀、小儿呕吐、小儿泄泻、小儿气喘等病症。

推拿方法

用拇指指端揉按小儿大鱼际，称为揉板门或运板门，以顺时针方向揉，再用推法自指根推向横纹，力度适中。常规推拿100～300次。

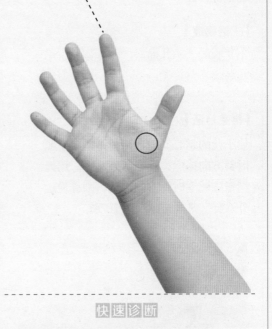

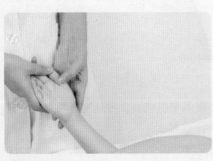

快速诊断

此处疼痛发青，多提示脾胃和肺部病症，多由于受凉所致。

 老中医临床经验

组合疗法	主治
揉板门、摩腹、揉中脘、捏脊柱	食积、腹胀、消化不良
揉板门、按揉天柱、揉中脘	呕吐
揉板门、推脾经、运内八卦	乳食内积、腹泻

降逆止呕治痢疾

端正穴有降逆作用，止鼻出血有良效。掐端正是治疗小儿泻痢的常用手法。每日坚持推拿，可镇惊降逆，缓解水泻、痢疾、小儿惊风等病症。

穴位定位

位于中指指甲根两侧，近中指第二指间关节赤白肉际处。

主治病症

小儿水泻、小儿痢疾、小儿惊风、小儿呕吐、小儿流鼻血。

推拿方法

一手持小儿的手，掌心向下，用另一手拇指、食指指甲对掐端正穴。再用拇指、食指指腹对揉左右端正穴次。常规推拿50～100次。

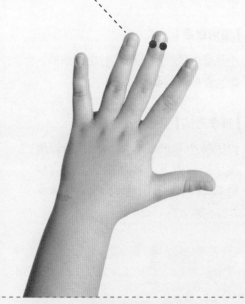

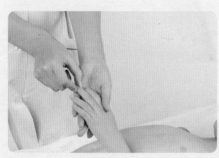

快速诊断

此处疼痛，脱皮，多提示出血症或脾胃湿热证。

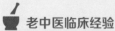 老中医临床经验

组合疗法	主治
掐端正、掐老龙、推肝经	小儿惊风
掐端正、揉板门、揉中脘	呕吐
掐端正、推肺经、掐合谷	流鼻血

69 掐老龙

醒神开窍治惊风

老龙常用于治疗心火实热症。掐老龙是治疗小儿急惊风的常用手法。经常掐按，可醒神开窍，缓解小儿惊风、小儿高热、小儿抽搐、小儿昏厥等病症。

穴位定位

位于中指指甲根正中后0.1寸处。

主治病症

小儿急惊风、小儿高热、小儿抽搐、小儿昏厥等病症。

推拿方法

一手持小儿的手，用另一手的拇指指甲掐按老龙，称为掐老龙。力度稍微加重，手法连贯。常规推拿100～300次。

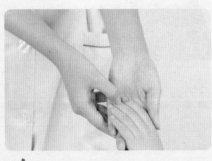

快速诊断

此处疼痛明显，发青，多提示心火热盛，热扰心神。

 老中医临床经验

组合疗法	主治
掐老龙、掐十宣、掐端正、点按百会	神志方面的急症、重症
掐老龙、掐十宣、掐人中	人事不省、惊厥、抽搐
掐老龙、捏大椎	高热

二马穴，可以补肾中水火。掐揉二马是治疗小儿小便淋漓不尽的常用手法。每天推拿，利水通淋、泄热除烦，缓解牙痛、小便赤涩、小便淋漓不尽等病症。

穴位定位

位于手背，无名指及小指掌指关节后凹陷中。

主治病症

小儿牙痛、小便赤涩、小便淋漓不尽、虚热咳喘、小儿发热、小儿烦躁不安等病症。

推拿方法

用拇指指甲重掐二马，称为掐二马。再用拇指指腹稍用力旋转按揉此穴，称为揉二马。常规推拿50～100次。

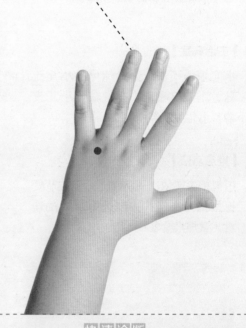

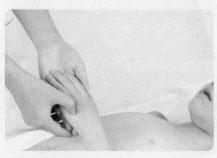

快速诊断

此处疼痛不休，应首先考虑腱鞘炎，或肾气不足。

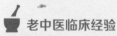 老中医临床经验

组合疗法	主治
掐揉二马、推肾经	肾阴虚证
掐揉二马、分推膻中、推掌小横纹、按揉肺俞、推肾经	久咳、久喘
掐揉二马、推心经、推肾经	小便赤涩淋漓、牙痛

71 掐五指节　安神镇惊通关窍

五指节常用以祛风化痰、苏醒人事、通关膈闭塞。掐五指节是治疗小儿惊悸不安的常用方法。每天推拿，可缓解惊风、吐涎、咳嗽等病症。

穴位定位

位于掌背面五指的第一关节处。

| 主治病症 |

小儿惊悸不安、小儿惊风、小儿流涎、小儿咳嗽、小儿抽搐、小儿夜啼、小儿失眠等病症。

| 推拿方法 |

用拇指尖端依次从掌背面第一关节处拇指掐至小指，力度适中，手法连贯。常规推拿200～300次。

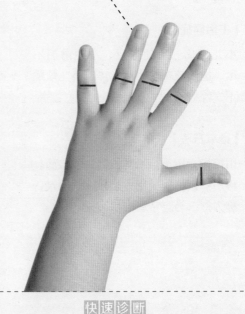

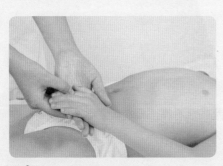

快速诊断

此处发热，红肿疼痛，首先考虑风湿性关节炎。

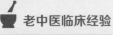 老中医临床经验

组合疗法	主治
掐五指节、掐老龙、掐十宣、点按百会	神志异常的重症急救
掐五指节、运八卦、分推膻中	胸闷、痰喘、咳嗽
掐五指节、推心经、按揉失眠穴	失眠

72 掐揉二扇门 清热解表治风寒

二扇门，可有效帮助小儿发汗、疏通腠理。掐揉二扇门是治疗小儿外感风寒表证的常用手法。每天坚持推拿，可缓解惊风、呕吐、泄泻。

穴位定位

位于手背，第三掌指关节近端两侧凹陷处。

主治病症

小儿鼻出血、小儿惊风、小儿呕吐、小儿泄泻、小儿身热无汗、抽搐。

推拿方法

用拇指指甲掐按二扇门，称为掐二扇门。再用拇指指端以顺时针的方向按揉二扇门，称为揉二扇门。常规推拿100～300次。

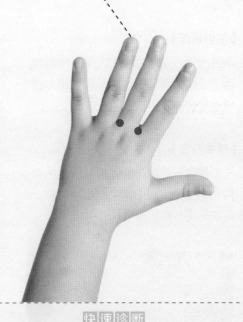

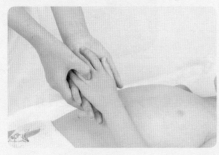

快速诊断

此处红肿疼痛，或扪及包块，多提示风湿性关节炎或腱鞘炎。

 老中医临床经验

组合疗法	主治
掐揉二扇门、掐五指节、掐老龙	惊风、抽搐
掐揉二扇门、拿捏风池、推三关	高热无汗
掐揉二扇门、掐合谷	流鼻血

三关，止咳特效穴，也可疏通肺经。推三关是帮助小儿疏风散邪的常用手法。每天坚持推拿，以微微汗出为度，可缓解发热、感冒等病症。

穴位定位

位于前臂桡侧，阳池至曲池成一直线之处。

| 主治病症 |

小儿发热、小儿恶寒无汗和气血虚弱、病后体虚、阳虚肢冷、疹出不透等虚寒病证。

| 推拿方法 |

一手托住小儿的手腕，用另一手的食指、中指指腹从小儿手腕推向肘部，称推三关。常规推拿100～300次。

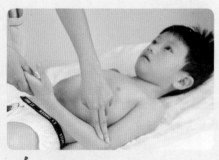

快速诊断

此处疼痛明显，多提示上肢病变或颈肩病变放射痛。

 老中医临床经验

组合疗法	主治
推三关、推脾经、按揉关元、捏脊柱	虚寒诸症
推三关、推肺经、掐揉二扇门	风寒感冒、恶寒无汗
推三关、摩腹、按揉中脘	腹痛

74 揉按洪池　调和气血止痹痛

洪池，又称"鬼臣穴""阳泽穴"，大肠经的湿浊之气聚集于此。揉按洪池是治疗小儿关节痹痛的常用手法。长期坚持推拿，可缓解气血不和、关节痹痛等病症。

穴位定位

位于肘关节内侧，肘横纹中点。

主治病症

小儿皮肤粗糙、小儿肘臂疼痛、咽喉肿痛、牙痛、目赤肿痛、瘾疹、上肢不遂、手臂肿痛、腹痛吐泻等病症。

推拿方法

用拇指按在洪池穴上，以顺时针方向揉按，力度由轻而重，再由重而轻。常规推拿100~300次。

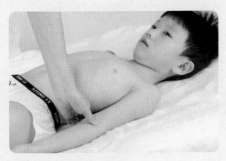

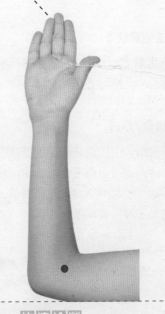

快速诊断

此处疼痛明显，多提示肘臂关节病变，或热病。

 老中医临床经验

组合疗法	主治
揉按洪池、按揉曲池、掐合谷、清天河水	关节疼痛
揉按洪池、按压球后	调理气血
揉按洪池、揉按足三里、按揉血海	荨麻疹

天河水，主治一切热证。清天河水是治疗小儿一切无汗的发烧及表证的常用手法。每天坚持推拿，可缓解发热、感冒、头痛等病症。

穴位定位

位于前臂正中，自腕至肘成一直线。

主治病症

小儿发热、小儿唇舌生疮、小儿夜啼、小儿感冒、小儿头痛等病症。

推拿方法

用食指、中指指腹从手腕推向手肘，称清天水河。再用食指、中指从总筋开始，一起一落地弹打至肘部，称弹打天水河。常规推拿100~500次。

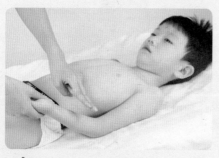

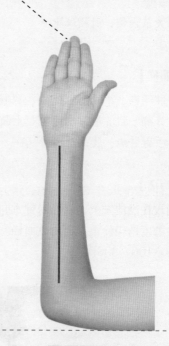

快速诊断

此处不适，多为肘、腕关节病变。

 老中医临床经验

组合疗法	主治
清天河水、推六腑、捏脊柱	实热证
清天河水、推肺经、开天门、推坎宫、按揉太阳	外感发热
清天河水、推心经、点按太溪	口舌生疮、五心烦热

76 揉肾顶

固表止汗治汗多

肾顶穴，主治小儿盗汗症。揉肾顶是治疗小儿多汗、肾气不固的常用手法。每天坚持推拿，可缓解自汗、盗汗、大汗淋漓不止等病症。

穴位定位

位于小指顶端。

主治病症

小儿自汗、小儿盗汗或大汗淋漓不止等病症。

推拿方法

一手托住小儿手掌，掌心向上，用另一手拇指指端以顺时针方向按揉小儿小指顶端，称为揉肾顶，力度适中。常规推拿100～500次。

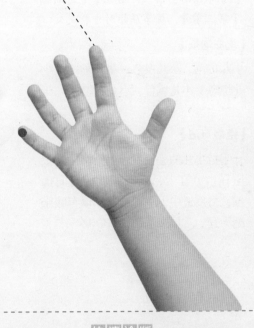

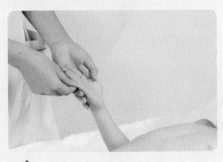

快速诊断

此处疼痛明显，多提示肾脏和小肠病症，多为肾虚不能固摄所致。

 老中医临床经验

组合疗法	主治
揉肾顶、按揉心俞、运内劳宫	盗汗
揉肾顶、捏大椎	盗汗、劳热
揉肾顶、揉气海、揉肺俞	自汗

运内劳宫　　　清热除烦治口疮

内劳宫，主要用于宣肺利窍、固表通阳。运内劳宫是消除小儿齿龈糜烂的常用手法。长期坚持推拿，可缓解口舌生疮、发热、烦躁等病症。

穴位定位

位于手掌心，第二、第三掌骨之间偏于第三掌骨，握拳屈指时中指尖处。

|主治病症|

小儿口疮、小儿发热、小儿烦躁、小儿惊恐、小儿感冒、小儿抽搐。

|推拿方法|

一手持小儿的手，另一手拇指指腹按压在内劳宫上，以顺时针的方向揉按，力度适中，手法连贯，以有酸胀感为宜。常规推拿100～300次。

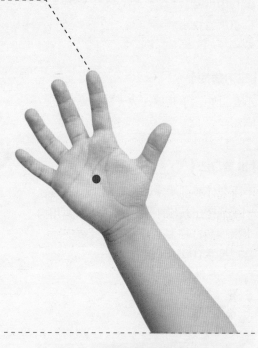

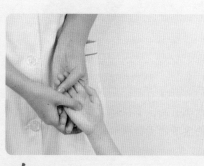

快速诊断

此处疼痛明显，或能扪及包块，多为心经热盛，火热上炎之故。

 老中医临床经验

组合疗法	主治
运内劳宫、推心经、清天河水、捏脊柱	心经实热
运内劳宫、清天河水、掐揉二马	阴虚内热
运内劳宫、点按太冲、点按内庭	口疮、口臭

78 揉外劳宫　通经活络止痹痛

外劳宫，暖穴，治下元寒症。揉外劳宫是治疗小儿脏腑风寒冷痛，腹痛属寒的常用手法。每天坚持推拿，可缓解感冒、腹胀、腹痛、腹泻等病症。

穴位定位
位于手背侧，第二、第三掌骨之间，掌指关节后0.5寸（指寸）。

主治病症
小儿外感风寒、小儿腹胀、小儿腹痛、小儿腹泻、小儿咳嗽。

推拿方法
一手持小儿的手，另一手拇指指端按压在外劳宫上，以顺时针的方向揉按，再用拇指指甲逐渐用力掐按外劳宫，力度适中，手法连贯。常规推拿100~300次。

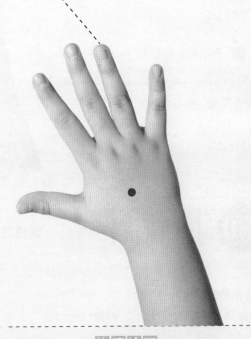

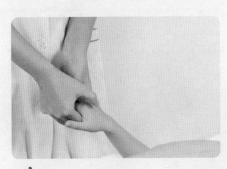

快速诊断
此处疼痛明显，多提示颈肩部病证，多为外感风寒，或气滞血瘀所致。

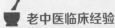 老中医临床经验

组合疗法	主治
揉外劳宫、开天门、推坎宫、揉按耳后高骨	外感风风寒证
揉外劳宫、推三关、摩神阙、按揉关元	虚寒里证
肉外劳宫、掐合谷	牙痛

79 掐少商

清热泻火治肺热

| **主治病症** |
肺系病症及热病，如咽喉肿痛、痰喘、心烦不安、口渴引饮、手掌发热。

| **推拿方法** |
用拇指指甲掐按少商，称为掐少商。常规推拿100～300次。

 老中医临床经验

组合疗法	主治
掐少商、推掌小横纹	口疮
掐少商、掐商阳	发热

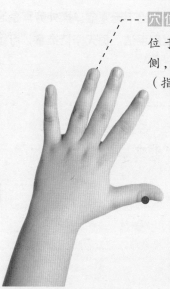

穴位定位
位于手拇指末节桡侧，距指甲角0.1寸（指寸）。

80 掐商阳

清热泻火治疟疾

| **主治病症** |
寒热疟疾、身热无汗、耳聋、面肿、口干、胸闷、喘咳等病症。

| **推拿方法** |
用拇指指甲重掐商阳，称为掐商阳。常规推拿100～300次。

 老中医临床经验

组合疗法	主治
掐商阳、掐合谷、掐少商	咽喉肿痛、目赤肿痛
掐商阳、捏大椎	发热

穴位定位
位于手食指末节桡侧，距指甲角0.1寸（指寸）。

81 掐合谷

镇静止痛通经络

　　"头面合谷收"，合谷，主要用于治疗头面五官病症。掐合谷是治疗小儿感冒、牙痛的常用穴位。长期坚持推拿，可缓解头痛、头晕、耳鸣、牙痛等病症。

穴位定位

位于手背，第一、第二掌骨间，当第二掌骨桡侧的中点处。

主治病症

小儿外感头痛、小儿头晕、小儿耳鸣、小儿鼻炎、小儿扁桃体炎。

推拿方法

一手握小儿的手，使其手掌侧置，桡侧在上，用另一手拇指指甲重掐合谷穴。再用拇指指端以顺时针的方向揉按此穴。常规推拿50～100次。

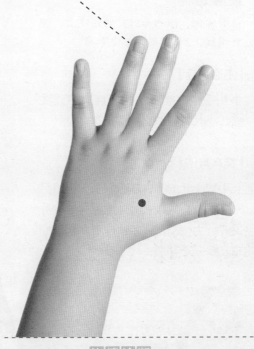

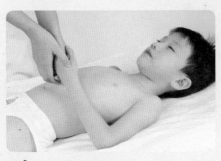

快速诊断

若此处疼痛明显，多提示头面五官病症，多以牙痛、感冒为主。

 老中医临床经验

组合疗法	主治
掐合谷、揉颊车、按揉迎香	牙痛、面痛、面瘫
掐合谷、掐少商	咽喉肿痛
掐合谷、点按风池、捏大椎	荨麻疹

82 按揉外关

补阳益气止痹痛

外关穴，擅长治疗外感病。按揉外关是治疗小儿痹痛的常用手法。每天坚持推拿，可缓解肘臂屈伸不利、头痛、目赤肿痛等病症。

穴位定位

前臂背侧，阳池与肘尖的连线上，腕背横纹上2寸，尺骨与桡骨间。

主治病症

小儿手指疼痛、小儿肩痛、小儿头痛、小儿目赤肿痛、小儿耳鸣。

推拿方法

一手握小儿的手，掌心向下，再用另一手拇指指端以顺时针的方向揉按外关穴，力度稍重，手法连贯。常规推拿100～500次。

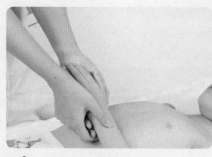

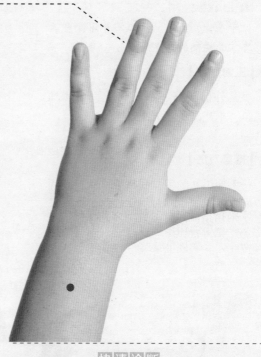

快速诊断

此处疼痛明显，多提示上肢病痛，或耳部病症。

 老中医临床经验

组合疗法	主治
按揉外关、开天门、推坎宫、按揉太阳	头痛、目痛
按揉外关、按揉一窝风、揉外劳宫、按揉曲池、清天河水	上肢痹痛
按揉外关、点按后溪	落枕

内关，内在之关要，擅长治疗内脏病。按揉内关是治疗小儿心神不宁的常用手法。每天坚持推拿，可补益心气、宁心安神，缓解心痛、心悸、呕吐等病症。

穴位定位

位于前臂掌侧，曲泽与大陵的连线上，腕横纹上2寸。

┃主治病症┃

小儿心痛、小儿心悸、小儿胸闷、小儿胃痛、小儿呕吐、小儿上肢痹痛。

┃推拿方法┃

一手握小儿的手，掌心向上，用另一手拇指指端以顺时针的方向揉按内关穴，力度适中，手法连贯，以有酸胀感为宜。常规推拿100~500次。

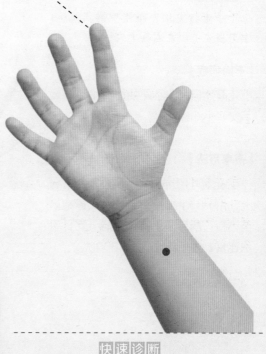

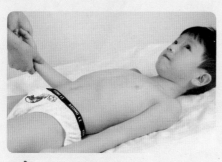

快速诊断

此处疼痛明显，多提示可能患有心胸部病症，多由心气不足，心神失养所致。

 老中医临床经验

组合疗法	主治
按揉内关、按揉足三里、揉中脘、摩腹、按揉脾俞	小儿胃痛、呕吐
按揉内关、按揉外关、按揉曲池、推三关、掐合谷	上肢痹痛
按揉内关、按揉神门	失眠

十宣是清热开窍醒神的特效穴。掐十宣是治疗小儿高热惊风的常用手法。经常掐按，可缓解小儿高热抽搐、烦躁不安、昏厥等病症。

穴位定位

位于手十指尖端，距指甲游离缘0.1寸（指寸），左右共十穴。

| 主治病症 |

小儿高热惊风、小儿抽搐、小儿烦躁不安、小儿昏厥等。

| 推拿方法 |

一手托着小儿的手，使其指尖稍向上，用另一手拇指指甲依次从拇指掐至小指，醒后即止，称为掐十宣，手法连贯。常规推拿100~300次。

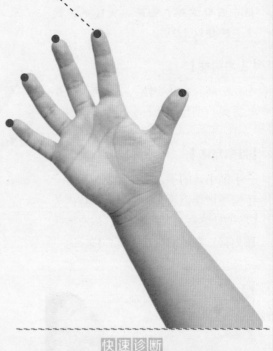

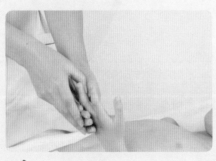

快速诊断

十宣疼痛明显，多提示有热性病或甚至病变，多为外邪引致或心神失养所致。

 老中医临床经验

组合疗法	主治
掐十宣、掐老龙、掐人中、捏脊柱	神志异常的重症
掐十宣、掐五指节、掐按威灵	惊风、昏厥、抽搐
掐十宣、掐耳尖、捏大椎	中暑

85 揉百虫窝　　疏通经络止抽搐

百虫窝能治疗各种因虫邪侵袭之病，有如直捣百虫之窝穴，故名。拿百虫窝是治疗小儿下肢痹痛的常用手法。长期坚持推拿，可缓解下肢瘫痪、下肢痹痛。

穴位定位

位于膝上内侧肌肉丰厚处。

主治病症

小儿下肢瘫痪及痹痛、小儿荨麻疹、小儿惊风、小儿蛔虫病等。

推拿方法

用拇指指腹按在百虫穴上，以顺时针的方向揉按，力度适中。常规推拿50~100次。

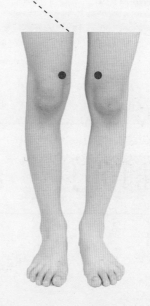

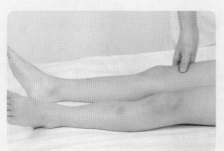

快速诊断

此处疼痛明显，或扪及包块，伴见腹痛，常提示蛔虫病。

 老中医临床经验

组合疗法	主治
揉百虫窝、按揉足三里、按揉委中、点按膝眼	下肢瘫痪、痹痛
揉百虫窝、掐十宣、掐老龙	惊风抽搐、昏迷不醒

86 揉按委中 熄风止痉治惊风

主治病症
惊风、抽搐、下肢痿软无力、腹痛、急性吐泻、小便不利、遗尿等病症。

推拿方法
用拇指顺时针揉按委中穴，力度由轻至重。常规推拿200～300次。

🥣 老中医临床经验

组合疗法	主治
按揉委中、拿百虫窝、掐老龙	惊风抽搐
按揉委中、按揉足三里、按揉后承山	下肢痿软

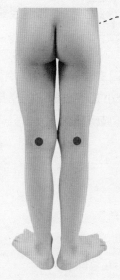

穴位定位
位于腘横纹中点，当股二头肌肌腱与半腱肌肌腱中间。

 87 推箕门 清热利尿治水泻

主治病症
小便赤涩不利、尿闭、水泻等泌尿系统病症。

推拿方法
用食指、中指两指从腹股沟部推至膝盖内侧上缘。常规推拿100～300次。

🥣 老中医临床经验

组合疗法	主治
推箕门、按揉关元、按揉三阴交	尿潴留
推箕门、推小肠经	小便赤涩不利

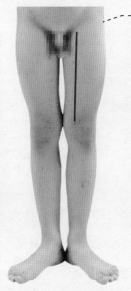

穴位定位
位于大腿内侧，膝盖上缘至腹股沟成一条直线。

88 按揉阴陵泉　健脾理气利水湿

　　阴陵泉，有渗湿、强筋骨的作用。按揉阴陵泉是治疗小儿腹胀、腹泻、小便不利的常用手法。长期坚持推拿，可缓解遗尿、腹水、痢疾等病症。

穴位定位

位于小腿内侧，当胫骨内侧髁后下方凹陷处。

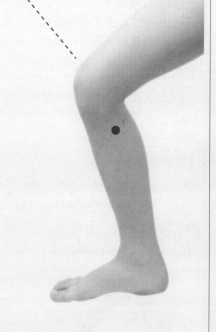

主治病症

小儿遗尿、小儿尿潴留、小儿尿失禁、小儿尿路感染、小儿腹水、小儿肠炎、小儿痢疾、小儿消化不良。

推拿方法

用拇指点按在阴陵泉上，以顺时针的方向揉按，着力由轻至重再至轻，手法连贯。常规推拿200~300次。

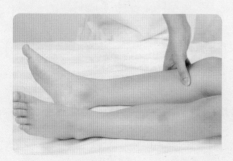

快速诊断

此处疼痛明显，或扪及小包块，多提示脾胃运化水湿能力失常，水湿泛滥。

 老中医临床经验

组合疗法	主治
按揉阴陵泉、按揉三阴交、推箕门、推脾经	消化不良、遗尿、肠炎
按揉阴陵泉、按揉足三里、按揉关元、摩神阙	腹胀、腹痛、小便不利
按揉阴陵泉、按揉三阴交、按揉日月	黄疸

89 按揉后承山　通经活络止抽搐

　　后承山，常用于治疗小儿腿痛转筋，下肢痿软。按揉后承山是治疗小儿腿痛、腰背痛的常用手法。长期坚持推拿，可缓解惊风、抽搐、下肢痿软等病症。

穴位定位

在小腿后方，委中与昆仑之间，当足跟上提腓肠肌肌腹下的尖角凹陷处。

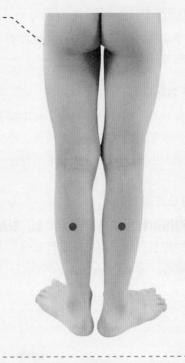

▌主治病症▐

小儿惊风抽搐、小儿腿痛抽筋、小儿腹泻、小儿便秘等病症。

▌推拿方法▐

将手指端嵌入后承山所在的软组织缝隙中，然后横向拨动该处的筋腱，再旋转按揉此穴，力度适中，手法连贯。常规推拿10～30次。

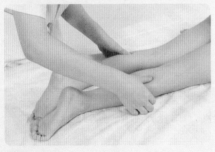

快速诊断

此处疼痛明显，伴抽搐，多考虑小腿抽筋，多为缺钙或风寒入络引致。

 老中医临床经验

组合疗法	主治
按揉后承山、按揉委中、按揉足三里、掐十宣	腿痛转筋
按揉后承山、摩腹、摩神阙、推七节骨	腹泻
按揉后承山、推肝经	小儿惊风

三阴交，性温热，善调补气血。按揉三阴交是治疗小儿气血不足的常用手法。长期坚持推拿，可调补肝、脾、肾三经气血，缓解遗尿、小便频数等病症。

穴位定位

位于小腿内侧，当足内踝尖上3寸，胫骨内侧缘后方。

| 主治病症 |

小儿遗尿、小儿小便频数、小儿癃闭等泌尿系统疾病及小儿下肢痿软、小儿贫血、小儿失眠等病症。

| 推拿方法 |

用拇指指腹按压在三阴交穴上，以顺时针的方向揉按，再以逆时针的方向揉按。常规推拿100～300次。

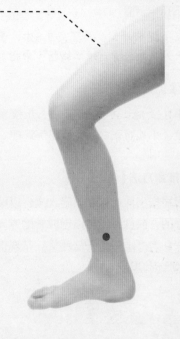

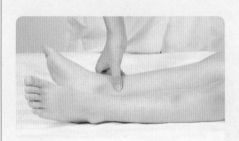

快速诊断

此处疼痛明显，大多提示肝肾阴虚，气血不足。

 老中医临床经验

组合疗法	主治
按揉三阴交、推脾经、按揉关元、推箕门、推肾经	泌尿系统病症
按揉三阴交、按揉足三里、捏脊柱、摩腹	气血不足诸症
按揉三阴交、揉天枢、掐合谷	小儿急性肠炎

丰隆，为化痰祛湿之要穴。按揉丰隆是治疗小儿头痛、眩晕的常用手法。长期坚持推拿，可祛湿化痰，缓解头痛、癫狂、咳嗽、腹胀等病症。

穴位定位

在小腿前外侧，外踝尖上8寸，条口穴外，距胫骨前缘二横指（中指）。

|主治病症|

小儿头痛、小儿眩晕、小儿痰多咳嗽、小儿腹胀、小儿便秘等病症。

|推拿方法|

用拇指指腹按压在丰隆穴上，以顺时针的方向揉按，再以逆时针的方向揉按，力度适中，手法连贯。常规推拿200～300次。

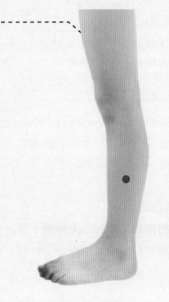

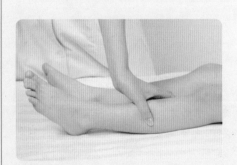

快速诊断

此处疼痛明显，或扪及包块，多提示体内痰多壅盛。

 老中医临床经验

组合疗法	主治
按揉丰隆、分推膻中、按揉肺俞、运内八卦	痰涎壅盛、咳嗽、气喘
按揉丰隆、拿捏风池	眩晕
按揉丰隆、按揉照海、按压陶道	癫痫

92 按揉上巨虚　通经活络调肠胃

　　按揉上巨虚是帮助小儿调肠和胃的常用手法。长期坚持推拿，可清理大肠湿热，缓解肠胃炎、泄泻等消化系统病症或膝关节肿痛、痉挛等病症。

穴位定位

位于小腿前外侧，当犊鼻下6寸，距胫骨前缘一横指（中指）。

主治病症

小儿胃肠炎、小儿腹泻、小儿痢疾、小儿疝气、小儿便秘、小儿下肢麻痹等病症。

推拿方法

用拇指指腹用力按压上巨虚一下，然后以顺时针的方向揉按三下，称一按三揉。常规推拿100~300次。

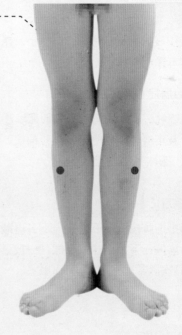

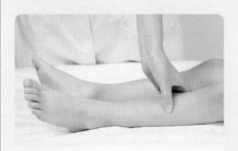

快速诊断

此处疼痛明显，或扪及硬结，多提示胃肠病变，多由胃肠湿热或气虚大肠蠕动无力等引致。

 老中医临床经验

组合疗法	主治
按揉上巨虚、按揉足三里、按揉脾俞、按揉胃俞	胃腹胀痛、呃逆
按揉上巨虚、按揉大横	通调肠胃
按揉上巨虚、揉中脘、揉天枢、摩腹	便秘

93 按揉足三里

通络导滞治腹泻

足三里是主治胃肠病证的常用穴。按揉足三里是治疗小儿各种肠胃病症的常用手法。长期坚持推拿，可调理脾胃、益气补虚，缓解腹胀、腹泻、便秘等。

穴位定位

位于小腿前外侧，当犊鼻下3寸，距胫骨前缘一横指。

主治病症

小儿呕吐、小儿腹泻、小儿腹胀、小儿下肢痿痹、小儿便秘、小儿痢疾、小儿疳积、小儿腹痛。

推拿方法

用拇指指腹按压足三里穴一下，再顺时针揉按三下，称一按三揉，一按三揉为1次。常规推拿50~100次。

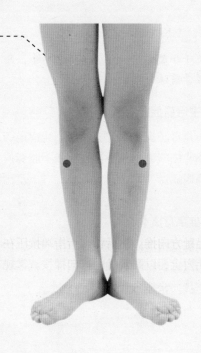

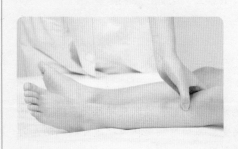

快速诊断

此处明显压痛，伴有食欲不振，多提示消化系统病症，多由脾胃气虚或湿热引致。

 老中医临床经验

组合疗法	主治
按揉足三里、摩腹、按揉脾俞	腹胀、腹痛
按揉足三里、推七节骨、推大肠经	脾虚腹泻
按揉足三里、掐按仆参、按压冲阳	足痿弱无力

94 按揉涌泉　散热生气治失眠

俗话说"若要小儿安，涌泉常温暖"。按揉涌泉是治疗小儿大、小便不通畅的常用手法。长期坚持推拿，可缓解发热、呕吐、失眠等病症。

穴位定位

在足底部，蜷足时凹陷处，当足掌心前1/3与后2/3交点上。

| 主治病症 |

小儿发热、小儿呕吐、小儿腹泻、小儿便秘、小儿头痛、小儿惊风。

| 推拿方法 |

用拇指指腹按压在涌泉穴上，用力向足趾方向推。然后将拇指指端按压在此穴上，以顺时针的方向揉按。常规推拿100~300次。

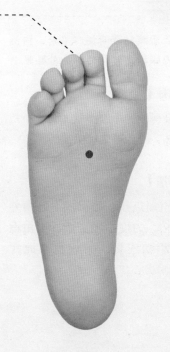

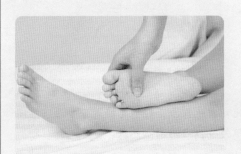

快速诊断

此处疼痛明显，多提示肾脏病症，多由肾精不足，气滞血瘀等引致。

 老中医临床经验

组合疗法	主治
按揉涌泉、掐揉二马、运内劳宫	五心烦热、烦躁不安
按揉涌泉、揉小天心、掐五指节、点按百会	惊风抽搐
按揉涌泉、点按四神聪、按揉神门	失眠

95 点按膝眼　　活血通络利关节

膝眼，别名"膝目"。具有活血通络、疏利关节的作用。擅长治疗各种原因引起的膝关节病证，且能熄风止痉，如小儿惊风、抽搐，点按此穴，效佳。

穴位定位

屈膝，位于髌韧带两侧凹陷处，内侧的称为内膝眼，外侧的称为外膝眼。

主治病症

小儿下肢瘫痪、下肢痿软无力、小儿惊风抽搐、小儿膝关节扭挫伤等。

推拿方法

用拇指指端点按在膝眼穴上，由外向内揉按，力度由轻至重，再由重至轻，手法连贯。常规推拿此穴100~300次。

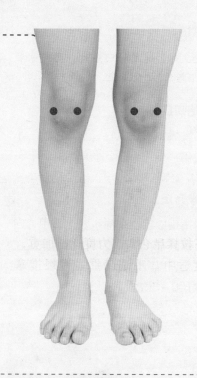

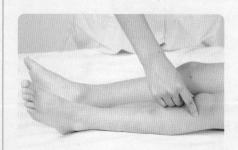

快速诊断

此处常感寒冷，轻微疼痛着，多为寒湿闭阻关节，可用温水热敷。

 老中医临床经验

组合疗法	主治
点按膝眼、按揉足三里、拿百虫	下肢痿软
点按膝眼、点按百会、掐五指节、掐十宣	惊风抽搐、昏迷不醒
点按膝眼、点按犊鼻、按揉委中	下肢痿痹

揉昆仑　　　活络通经治腰腿痛

　　昆仑，别名"下昆仑"，属足太阳膀胱经。昆仑，广漠无艮也。昆仑名意指膀胱经的水湿之气在此吸热上行。具有安神清热、舒筋活络的作用，尤善治足跟痛。

穴位定位

位于足部外踝后方，当外踝尖与跟腱之间的凹陷处。

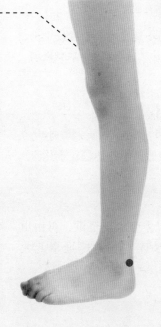

主治病症

小儿头痛、小儿惊风、小儿腰腿疼痛、小儿下肢痉挛、小儿足跟痛等。

推拿方法

合并食指、中指两指，用两指指腹上下按揉昆仑穴，力度逐渐加重，速度适中，手法连贯。常规推拿100～300次。

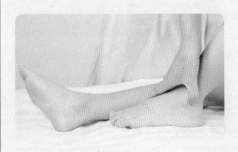

快速诊断

此处疼痛明显，首先考虑踝关节病变，多由气滞血瘀，气血不通所致。

 老中医临床经验

组合疗法	主治
按揉昆仑、掐按仆参	足跟痛
按揉昆仑、按揉委中、按揉前承山	腰腿疼痛、下肢痉挛
按揉昆仑、点按风池、点按后溪	头痛、惊痫

解溪，别名"草鞋带"，属足阳明胃经。具有舒筋活络、清胃化痰、镇静安神的作用。小儿下肢病变，如踝关节扭伤，掐按此穴，疗效奇佳。

穴位定位

位于足背与小腿交界处的横纹中央凹陷中，拇长伸肌腱与趾长伸肌腱之间。

主治病症

小儿踝关节病、小儿头痛、小儿头晕、小儿腹胀、小儿便秘、小儿腹泻等病症。

推拿方法

将拇指指尖放于解溪穴上，重掐穴位，手法连贯。常规掐按3~5次。

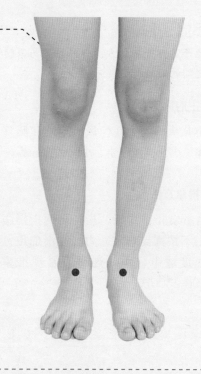

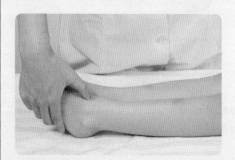

快速诊断

此处红肿疼痛，首先考虑踝关节病症，多由气滞血瘀、风湿热之邪引致。

 老中医临床经验

组合疗法	主治
掐解溪、按揉天柱、按揉中脘	呕吐
掐解溪、摩神阙、摩腹	腹泻
掐解溪、点按昆仑、点按太溪	踝部疼痛

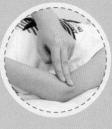

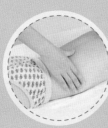

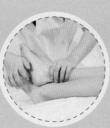

第3章

小儿常见病，

推拿按揉即可扫除宝宝烦恼

常言道：养儿一百岁，长忧九十九。生活中，确实如此。饮食上父母会担心小儿进食到一些激素偏多的垃圾食品；生病了又得担心孩子打针吃药用了抗生素会不会对身体不好。小儿推拿无疑是走在临床治疗前沿的，因其疗效显著，简便安全，受到父母及孩子的青睐。这里，我们为父母们进一步推送各种常见小儿病症的防护及治疗的推拿手法。

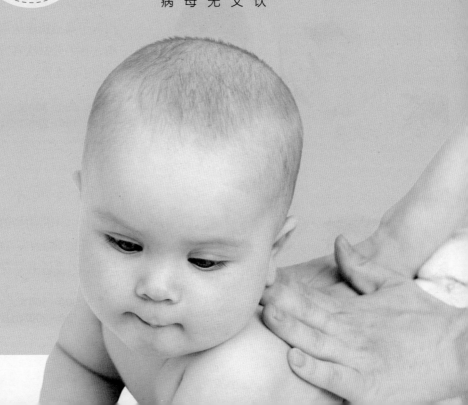

小儿感冒　　风寒风热辨证疗

小儿感冒即小儿上呼吸道急性感染，简称上感。大部分小儿感冒是以病毒感染为主，此外也可能是支原体或细菌感染。风寒感冒主要症状为发热轻、恶寒重、头痛、鼻塞等。风热感冒主要症状为发热重、恶寒轻，检查可见扁桃体肿大、充血。

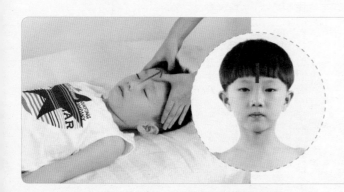

①开天门

用双手拇指交替推摩小儿天门穴，从两眉中间往上推至前发际处。

次数：150~300次。
频率：150~200次/分钟。

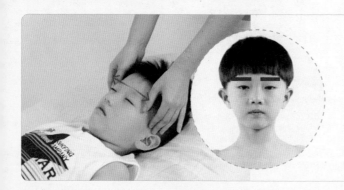

②推坎宫

用双手拇指快速从眉心推至眉梢，称为分推坎宫穴，力度适中，手法连贯。

次数：150~300次。
频率：150~200次/分钟。

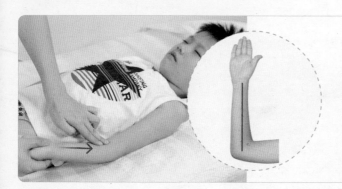

③清天河水

用食指、中指两指的螺纹面沿着小儿前臂正中，自腕部推至肘部，力度适中。

次数：300~500次。
频率：150~200次/分钟。

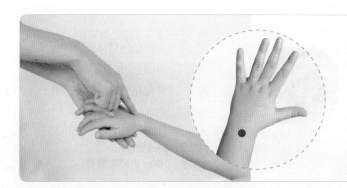

④揉一窝风

一手托住小儿手掌部位，另一手用食指指腹揉按一窝风穴，力度适中，手法连贯。

次数：300～500次。
频率：150～200次/分钟。

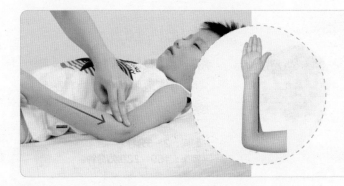

⑤推三关

将食指和中指并拢，用两指指腹沿着小儿前臂桡侧，自腕部推向肘部。

次数：300～500次。
频率：150～200次/分钟。

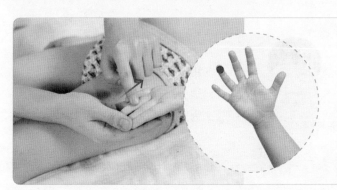

⑥推肺经

用食指指腹自无名指指端向指根方向直推，力度适中，以有酸胀感为度。

次数：300～500次。
频率：150～200次/分钟。

02 小儿咳嗽　呼吸不畅兼咳痰

小儿咳嗽是小儿呼吸系统疾病之一。当呼吸道有异物或受到过敏性因素的刺激时，即会引起咳嗽。根据小儿病程可分为急性、亚急性和慢性咳嗽。中医认为，因外感六淫之邪多从肺脏侵袭人体，故多致肺失宣肃、肺气上逆，发为咳嗽。

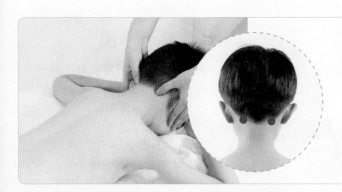

①按揉风池

用拇指指腹稍用力旋转按揉风池穴，力度适中，手法连贯，以有酸胀感为宜。

时间：2～3分钟。
频率：150～200次/分钟。

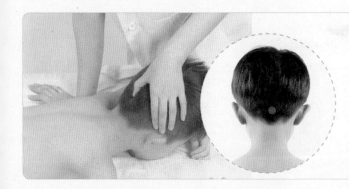

②揉按风府

用拇指指腹匀速回旋按揉风府穴，力度适中，以此处有酸胀感为宜。

时间：2～3分钟。
频率：150～200次/分钟。

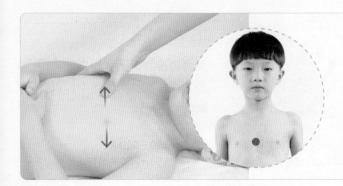

③分推膻中

用双手拇指指腹从膻中穴向两边分推至乳头处，以有酸胀感为宜。

时间：2～3分钟。
频率：150～200次/分钟。

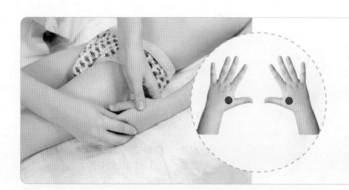

④掐合谷

用拇指指腹点掐合谷，由轻至重，手法连贯，以此穴有酸胀感为宜。

时间：2~3分钟。
频率：150~200次/分钟。

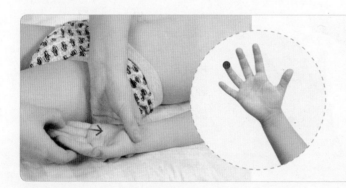

⑤推肺经

用拇指指腹由无名指指尖到指根之间来回推摩，力度适中，以有酸胀感为宜。

次数：300~500次。
频率：150~200次/分钟。

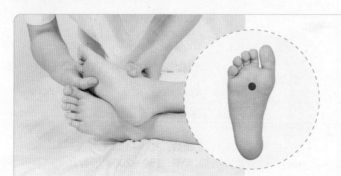

⑥点按涌泉

用拇指指腹稍用力点按涌泉穴，力度适中，手法连贯，以有酸胀感为宜。

次数：50~100次。
频率：150~200次/分钟。

03 小儿发热

面红目赤体温高

小儿发热是儿童许多疾病的一个共同病症。临床一般伴有面赤唇红、烦躁不安、大便干燥。小儿正常体温是36~37.3℃，只要小儿体温超过37.3℃即为发热。低度发热体温介于37.3~38℃，中度发热体温为38.1~39℃，高度发热体温为39.1~40℃，超高热为41℃或以上。

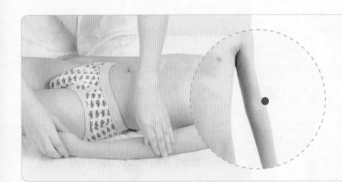

① 拍打曲池

搓热掌心，手掌成中空状，有节奏地拍打曲池穴，力度适中，以有酸胀感为宜。

次数：100~200次。
频率：150~200次/分钟。

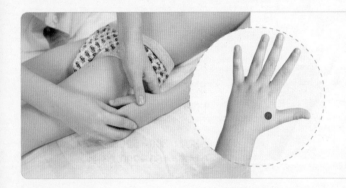

② 点揉合谷

用拇指指腹点揉合谷，力度由轻至重，手法连贯，以有酸胀感为宜。

次数：100~200次。
频率：150~200次/分钟。

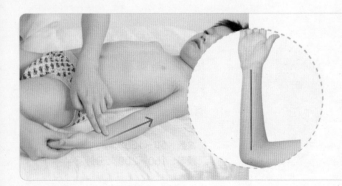

③ 清天河水

将食指和中指并拢，用两指指腹自腕推至肘，快速推摩天河水，以有酸胀感为宜。

次数：300~500次。
频率：150~200次/分钟。

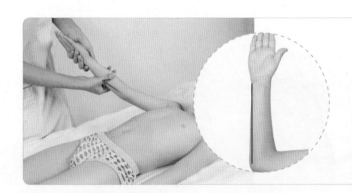

④退六腑

食指和中指并拢，用指腹自肘而下推摩六腑，手法连贯，以有酸胀感为宜。

次数：300～500次。
频率：150～200次/分钟。

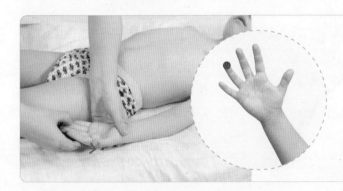

⑤清肺经

用拇指指腹由无名指指尖推到指根，反复操作，手法连贯，以有酸胀感为宜。

次数：300～500次。
频率：150～200次/分钟。

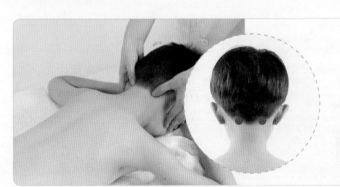

⑥点揉风池

用拇指指腹点揉风池穴，力度由轻至重，手法连贯，以局部发红为度。

次数：50～80次。
频率：50～100次/分钟。

小儿扁桃体炎是一种小儿常见病，4~6岁的小儿发病率较高。扁桃体位于扁桃体隐窝内，是人体呼吸道的第一道免疫屏障。但它的防御能力只能达到一定的效果，当吸入的病原微生物数量较多或毒力较强时，就会引起相应的临床症状，发生炎症。

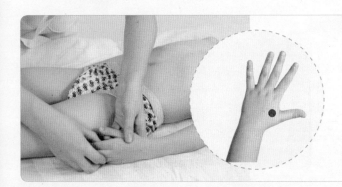

①揉合谷

用拇指指腹点揉合谷，力度由轻至重，手法连贯，以有酸胀感为宜。

时间：2~3分钟。
频率：150~200次/分钟。

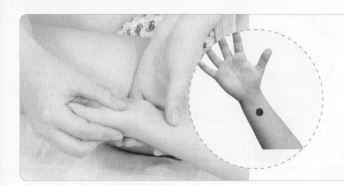

②按揉内关

一手握小儿的手，掌心向上，用另一手拇指指端以顺时针的方向揉按内关穴。

次数：300~500次。
频率：150~200次/分钟。

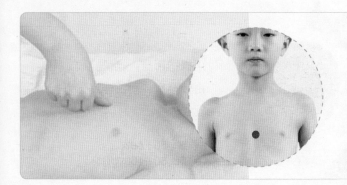

③揉膻中

用拇指指腹旋转按揉膻中穴，力度轻柔，手法连贯，以有酸胀感为宜。

时间：2~3分钟。
频率：150~200次/分钟。

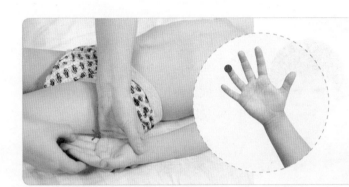

④清肺经

用拇指指腹由无名指指尖推到指根，反复操作，手法连贯，以有酸胀感为宜。

次数：300～500次。
频率：150～200次/分钟。

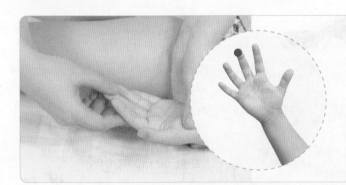

⑤清心经

一手托住小儿的手掌，用另一手拇指指腹从中指指尖推到指根，力度适中。

次数：300～500次。
频率：150～200次/分钟。

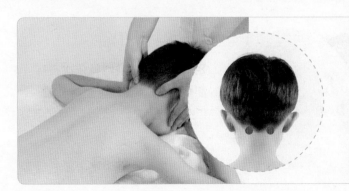

⑥点揉风池

用拇指指腹按揉风池穴，力度由轻至重，以局部微微发红为度，手法连贯。

次数：50～80次。
频率：50～100次/分钟。

05 小儿夜啼　啼哭不宁难入睡

小儿夜啼，常见于6个月以内的哺乳期婴幼儿，多由于受惊或身体不适引起。主要表现为婴儿长期夜间烦躁不安，啼哭不停，或时哭时止，辗转难睡，天明始见转静，日间则一切如常。中医认为本病多因小儿脾胃虚寒、神气未充、心火上乘、惊恐、食积等所致。

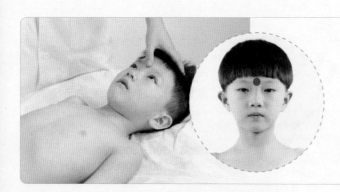

①点揉印堂

用食指、中指的指腹点揉印堂穴，再用拇指指尖逐渐用力掐按印堂穴。

次数：30次。
频率：50~80次/分钟。

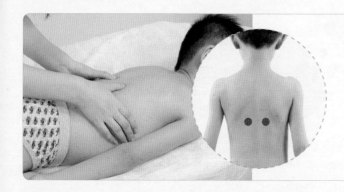

②按揉肝俞

用拇指指端点按肝俞穴，顺逆时针依次按揉，力度由轻至重再至轻，以酸胀感为宜。

时间：1分钟。
频率：50~100次/分钟。

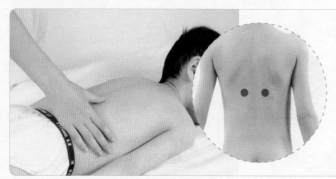

③按揉胆俞

用拇指指腹顺逆时针依次按揉胆俞穴，力度由轻至重再至轻，以酸胀感为宜。

时间：1分钟。
频率：50~100次/分钟。

● **基础选穴**

印堂安神镇惊；肝俞疏肝理气、解郁；胆俞清热利胆；脾俞健脾和胃、消食助运；
膻中宽胸理气；中脘健脾和胃、降逆通腑。六穴配伍，有效缓解小儿夜啼。

● **随症配穴**

脾胃虚寒，加板门、三关；乳食积滞，加内八卦；惊惧不安，加百会、威灵。

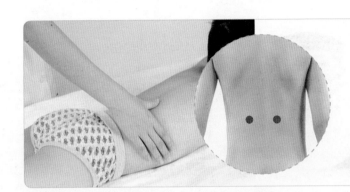

④按揉脾俞

用拇指指端点按脾俞穴，顺逆
时针依次揉按，力度由轻至重
再至轻，以酸胀感为宜。

时间： 1分钟。
频率： 50～100次/分钟。

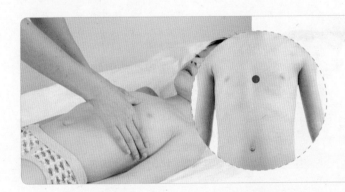

⑤揉膻中

用拇指指腹旋转按揉膻中穴，
力度轻柔，手法连贯，以酸胀
感为宜。

时间： 2～3分钟。
频率： 150～200次/分钟。

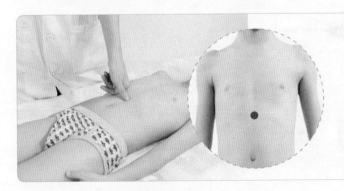

⑥按揉中脘

用拇指指腹紧贴中脘，与穴位
之间不能移动，而皮下的组织
要被揉动，幅度逐渐扩大。

时间： 2～3分钟。
频率： 150～200次/分钟。

06 小儿哮喘 抬肩喘息呼吸难

小儿哮喘是小儿时期常见的慢性呼吸系统疾病，主要以呼吸困难为特征。本病常反复发作，迁延难愈，病因较为复杂，危险因素很高，发病常与环境因素有关，临床表现为反复发作性喘息、呼吸困难、气促、胸闷或咳嗽。

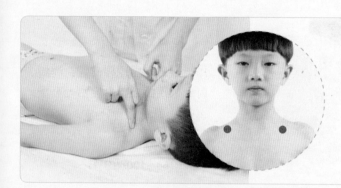

①揉按缺盆

用食指指腹揉按缺盆穴，力度由轻至重，手法连贯，以酸胀感为宜。

时间：2~3分钟。
频率：150~200次/分钟。

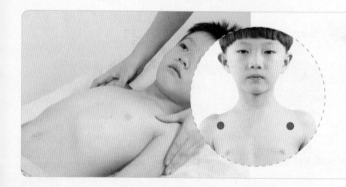

②揉按中府

用拇指指腹揉按中府穴，力度由轻至重，手法连贯，以酸胀感为宜。

时间：2~3分钟。
频率：150~200次/分钟。

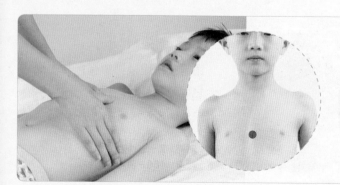

③揉膻中

用拇指指腹稍用力旋转按揉膻中穴，力度由轻至重，手法连贯，以酸胀感为宜。

时间：2~3分钟。
频率：150~200次/分钟。

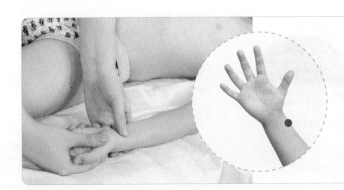

④揉按太渊

用拇指指腹揉按太渊穴，力度适中，手法连贯，对侧以同样的方法操作。

时间：2~3分钟。
频率：150~200次/分钟。

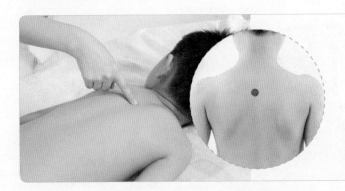

⑤按压身柱

用手指指腹端按压此穴，做环状运动，力度由轻至重，手法连贯，以酸胀感为宜。

时间：2~3分钟。
频率：150~200次/分钟。

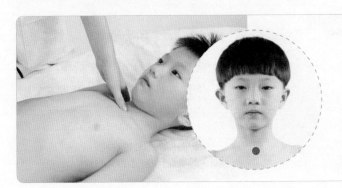

⑥揉按天突

将食指、中指合并，用两指指腹以顺时针方向揉按天突穴，以酸胀感为宜。

时间：2~3分钟。
频率：150~200次/分钟。

小儿流鼻血是儿科常见的临床症状之一，鼻腔黏膜中的微细血管分布较为浓密，且敏感而脆弱，容易破裂导致出血。引起偶尔流鼻血的原因有上火、心情焦虑，或被异物撞击、人为殴打等。鼻出血也可由鼻腔本身疾病引起。

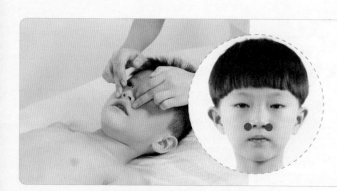

①按揉迎香

用中指指腹直接垂直按压在迎香穴上，顺逆时针依次揉按，力度由轻至重。每天2次。

时间：2~3分钟。
频率：150~200次/分钟。

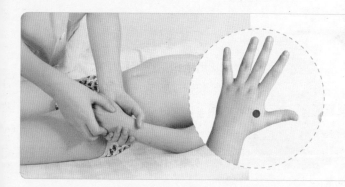

②揉合谷

用拇指指腹点揉合谷，力度由轻至重，手法连贯，以酸胀感为宜。

时间：2~3分钟。
频率：150~200次/分钟。

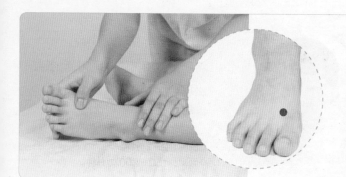

③按揉太冲

先伸直拇指，用拇指指腹按揉太冲穴，再用拇指指腹推揉太冲穴，力度适中。

时间：2~3分钟。
频率：150~200次/分钟。

● 基础选穴

迎香通窍解痛；合谷清热止痛；太冲调理气血、镇静镇痛；大敦调理肝肾；肺经宣肺清热；天河水清热泻火除烦。六穴配伍，可有效缓解小儿流鼻血。

● 随症配穴

风热犯肺型，加用肺俞、大椎；气血不足型，加用脾俞、胃俞、肾经。

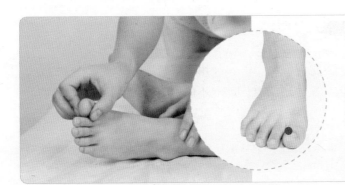

④按压大敦

用拇指指腹按揉大敦穴，力度由轻到重，手法连贯，以有酸胀感为宜。

时间：2~3分钟。
频率：150~200次/分钟。

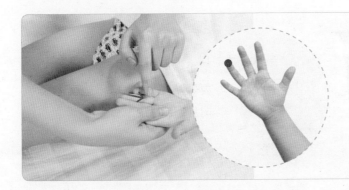

⑤清肺经

用拇指指腹由无名指指尖推到指根，反复操作，手法连贯，以酸胀感为宜。

次数：300~500次。
频率：150~200次/分钟。

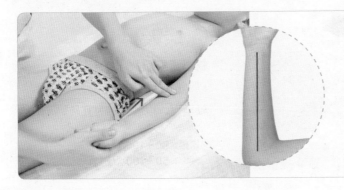

⑥清天河水

将食指和中指并拢，用指腹自腕推至肘，快速推摩天河水，以酸胀感为宜。

次数：300~500次。
频率：150~200次/分钟。

08 小儿厌食 食欲减退体质差

小儿厌食症表现为小儿长时间食欲减退或消失，以进食量减少为主要特征，是一种慢性消化性功能紊乱综合征。常见于1～6岁的小儿，因不喜进食很容易导致小儿营养不良、贫血、佝偻病及免疫力低下等，严重者还会影响身体和智力发育。

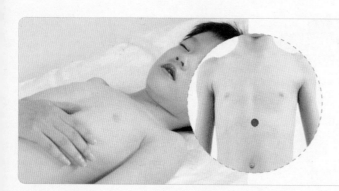

①按揉中脘

用手掌紧贴中脘，与穴位之间不能移动，而皮下的组织要被揉动，幅度逐渐扩大。

> 时间：2～3分钟。
> 频率：150～200次/分钟。

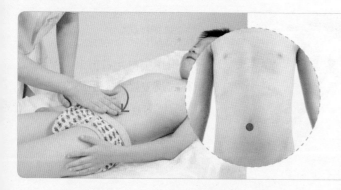

②摩神阙

把手掌放在神阙穴上，手掌不要紧贴皮肤，在皮肤表面做顺时针回旋性的摩动。

> 时间：2～3分钟。
> 频率：150～200次/分钟。

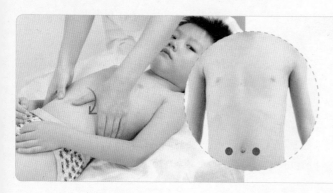

③揉天枢

将拇指指腹按压在天枢穴上，以顺时针的方向揉按，力度由轻至重，以酸胀感为宜。

> 次数：80～100次。
> 频率：50～100次/分钟。

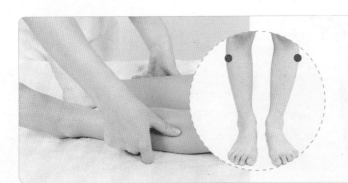

④按揉足三里

用拇指用力按压足三里穴一下，再以顺时针的方向揉按三下，称一按三揉，即1次。

时间：2～3分钟。
频率：30次/分钟。

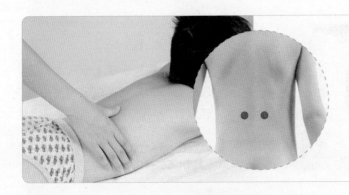

⑤按揉脾俞

用拇指指端点按脾俞穴，依次按顺逆时针揉按，力度由轻至重，再由重至轻。

时间：1分钟。
频率：30次/分钟。

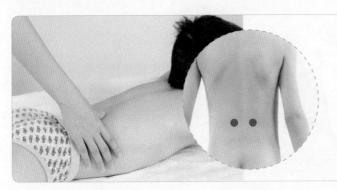

⑥按揉胃俞

用拇指指端按压在胃俞上，做顺时针方向的回旋揉动，力度一般由轻至重再至轻。

时间：1分钟。
频率：50～100次/分钟。

09 小儿消化不良　　饮食不消腹部胀

小儿消化不良是由饮食不当或非感染性原因引起的小儿肠胃疾患。临床上有以下症状：餐后饱胀，偶有呕吐、哭闹不安等。这些症状都会影响小儿进食，导致身体营养摄入不足，发生营养不良概率较高，对小儿生长发育也会造成一定的影响。

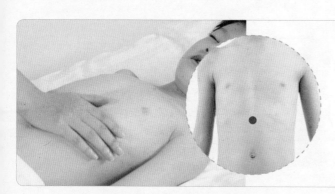

①按揉中脘

用手掌紧贴中脘，与穴位之间不能移动，而皮下的组织要被揉动，幅度逐渐扩大。

时间：2~3分钟。
频率：150~200次/分钟。

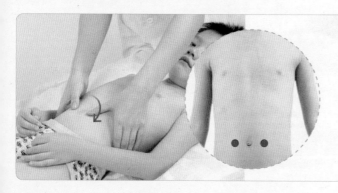

②揉天枢

将拇指指腹按压在天枢穴上，以顺时针的方向揉按，力度由轻至重。

次数：80~100次。
频率：50~100次/分钟。

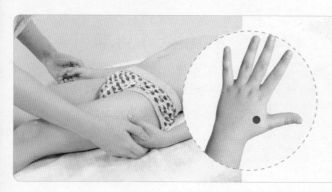

③揉合谷

用拇指指腹点揉合谷，力度由轻至重，手法连贯，以酸胀感为宜。

时间：2~3分钟。
频率：150~200次/分钟。

- **基础选穴**

中脘健脾和胃、消食消胀；天枢调理胃肠、通利大便；合谷清热散结；足三里调中导滞；上巨虚调肠和胃；胃俞消食导滞。六穴配伍，有效缓解小儿消化不良。

- **随症配穴**

脾胃虚弱型，加用脾俞、胃经；脾虚肝郁型，加用肝俞、肝经。

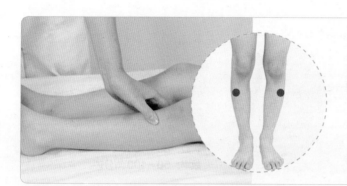

④按揉足三里

用拇指用力按压足三里穴一下，然后以顺时针的方向揉按三下，称一按三揉，即1次。

时间：2~3分钟。
频率：30次/分钟。

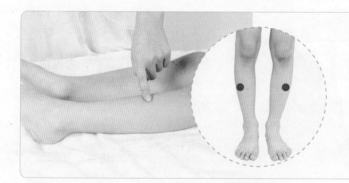

⑤按揉上巨虚

用拇指指腹用力按压上巨虚一下，然后以顺时针的方向揉按三下，称一按三揉。

次数：100~300次。
频率：150~200次/分钟。

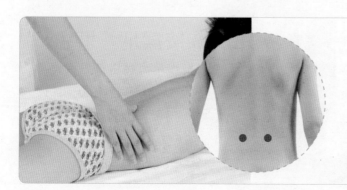

⑥按揉胃俞

用拇指指端按压在胃俞上，做顺时针方向的回旋揉动，力度一般由轻至重再至轻。

时间：1分钟。
频率：50~100次/分钟。

⑩ 小儿便秘　大便燥结难排出

小儿便秘是指小儿1周内排便次数少于3次的病症。新生儿正常排便为出生1周后1天排便4~6次，3~4岁的小儿排便次数1天1~2次为正常。便秘严重可影响到儿童的记忆力和智力发育，还可能导致遗尿、大小便失禁等症状。

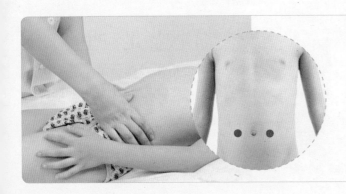

①揉天枢

将拇指指腹按压在天枢穴上，以顺时针的方向揉按，力度由轻至重，以酸胀感为宜。

次数：80~100次。
频率：50~100次/分钟。

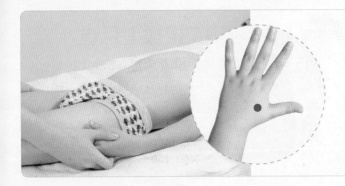

②揉合谷

用拇指指腹点揉合谷，力度由轻至重，手法连贯，以酸胀感为宜。

时间：2~3分钟。
频率：150~200次/分钟。

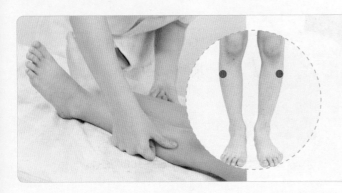

③按揉足三里

用拇指用力按压足三里穴一下，然后以顺时针的方向揉按三下，称一按三揉，即1次。

时间：2~3分钟。
频率：30次/分钟。

● **基础选穴**

天枢调理胃肠、通利大便；合谷清热；足三里调中理气、导滞通络；大肠经清利湿热、通腑导滞；大肠俞调肠通腑；中脘降逆通腑。六穴配伍，有效缓解小儿便秘。

● **随症配穴**

虚证便秘，加用脾经、脊柱；实证便秘，加用七节骨、腹。

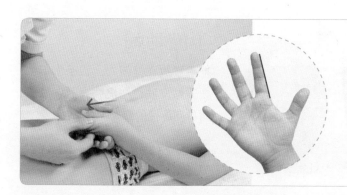

④清大肠经

一手托住小儿的手掌，用另一手拇指从小儿的虎口直线推向食指指尖为清，称清大肠。

次数：150～500次。
频率：150～200次/分钟。

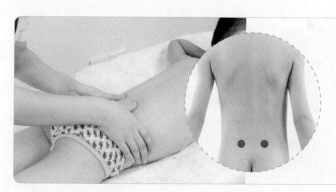

⑤按揉大肠俞

用拇指指端按压在大肠俞穴上，顺时针回旋揉动，力度一般由轻至重再至轻。

次数：50～100次。
频率：80～100次/分钟。

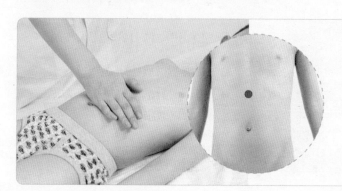

⑥按揉中脘

用手掌紧贴中脘，与穴位之间不能移动，而皮下的组织要被揉动，幅度逐渐扩大。

时间：2～3分钟。
频率：150～200次/分钟。

11 小儿腹泻　肠鸣便稀免疫差

小儿腹泻多见于2岁以下的婴幼儿,是小儿常见病之一。可由饮食不当或肠道细菌感染或病毒感染引起,以大便次数增多、腹胀肠鸣、粪便酸腐臭秽,或粪质稀薄及出现黏液等为其主要临床表现。严重者可导致身体脱水、酸中毒等现象。

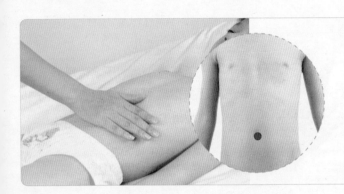

①摩神阙

把手掌放在神阙穴上,手掌不要紧贴皮肤,在皮肤表面做顺时针回旋性的摩动。

时间: 2~3分钟。
频率: 150~200次/分钟。

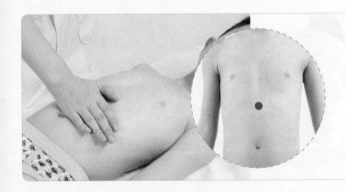

②按揉中脘

用手掌紧贴中脘,与穴位之间不能移动,而皮下的组织要被揉动,幅度逐渐扩大。

时间: 2~3分钟。
频率: 150~200次/分钟。

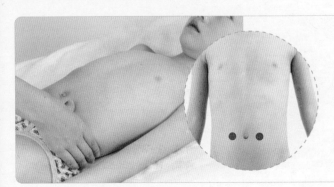

③揉天枢

将拇指指腹按压在天枢穴上,以顺时针的方向揉按,力度适中,以酸胀感为宜。

次数: 80~100次。
频率: 50~100次/分钟。

● **基础选穴**

神阙温阳散寒、健脾和胃；中脘和胃降逆；天枢调理胃肠、止腹泻；足三里健脾和胃、调中理气；脾俞和胃助运；劳宫清热除烦。六穴配伍，有效缓解小儿腹泻。

● **随症配穴**

寒湿型，加脾经、肚角；湿热型，加大肠经、小肠经；伤食型，加大肠经、肚角。

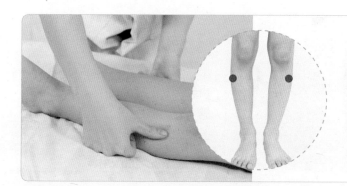

④按揉足三里

用拇指用力按压足三里穴一下，然后以顺时针的方向揉按三下，称一按三揉，即1次。

时间：2~3分钟。
频率：30次/分钟。

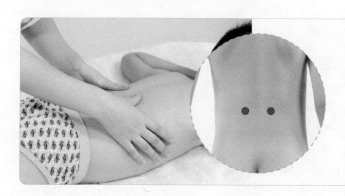

⑤按揉脾俞

用拇指指端点按脾俞穴，顺逆时针依次揉按，力度由轻至重再至轻。

时间：1分钟。
频率：50~100次/分钟。

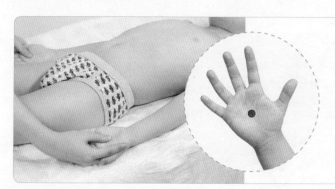

⑥运内劳宫

一手持小儿的手，另一手拇指指腹按压在内劳宫上，以顺时针的方向揉按。

时间：2~3分钟。
频率：150~200次/分钟。

12 小儿流涎　口角流涎唾液多

小儿流涎症，俗称"流口水"，是一种唾液增多的症状。多见于6个月至1岁半的小儿，其原因有生理的和病理的两种。病理因素常见于口腔和咽部黏膜炎症、面神经麻痹、脑炎后遗症等所致的唾液分泌过多和吞咽不利也可导致流涎。

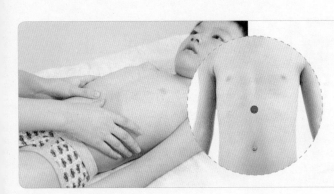

①按揉中脘

用拇指指腹按揉中脘穴，力度由轻至重，手法连贯，以酸胀感为宜。

时间：2~3分钟。
频率：150~200次/分钟。

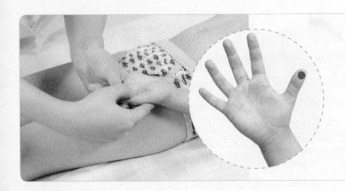

②推脾经

将拇指屈曲，沿拇指螺纹面旋推脾经穴，力度适中。

时间：2~3分钟。
频率：150~200次/分钟。

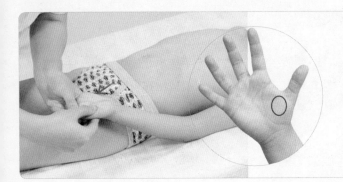

③揉板门

用拇指揉按小儿大鱼际，称为揉板门，先以顺时针方向揉，再用推法自指根推向掌横纹。

时间：2~3分钟。
频率：150~200次/分钟。

● 基础选穴

中脘健脾和胃；脾经健脾和胃、补益气血；板门和胃消食；外劳宫清热除烦；三关补气温阳散寒；足三里健脾和胃，调中理气。六穴配伍，有效缓解小儿流涎。

● 随症配穴

脾胃虚寒，加大横、涌泉；脾胃积热，加天河水、六腑；心脾郁热，加心经。

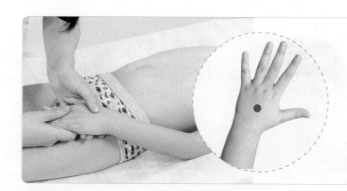

④运外劳宫

一手持小儿的手，另一手拇指顺时针揉按外劳宫，再用拇指指甲逐渐用力掐按外劳宫。

时间：2～3分钟。
频率：150～200次/分钟。

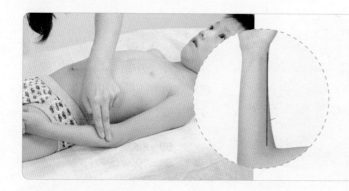

⑤推三关

一手托住小儿的手腕，合并另一手的食指、中指，用两指指腹从小儿手腕推向肘部。

时间：2～3分钟。
频率：150～200次/分钟。

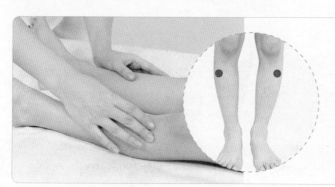

⑥按揉足三里

用拇指用力按压足三里穴一下，然后以顺时针的方向揉按三下，称一按三揉，即1次。

时间：2～3分钟。
频率：30次/分钟。

13 小儿遗尿　　先天不足常尿床

小儿遗尿是指小儿睡梦中小便自遗，醒后方觉的病症，多见于3岁以下的儿童。若3岁以上的小儿1个月内尿床次数达到3次以上，就属于不正常了，医学上称之为"遗尿症"，一般是男孩多于女孩。预防小儿遗尿应养成良好的卫生习惯。

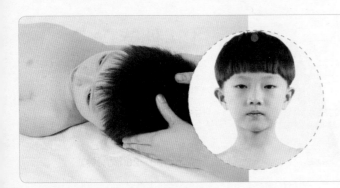

①点按百会

用拇指指腹按在头顶中央的百会穴，顺逆时针依次揉按，每日2~3次。

次数：50~80次。
频率：80~100次/分钟。

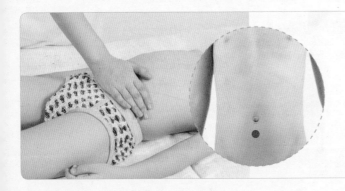

②揉气海

合并食指、中指，以两指指腹按压在气海穴上，以顺时针的方向揉按，力度适中。

次数：50~80次。
频率：80~100次/分钟。

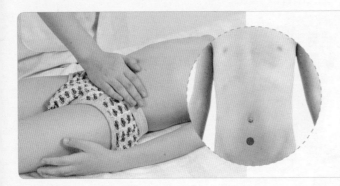

③揉关元

用手掌掌根处按压在关元穴上，以顺时针的方向揉按，力度适中，手法连贯。

次数：50~80次。
频率：80~100次/分钟。

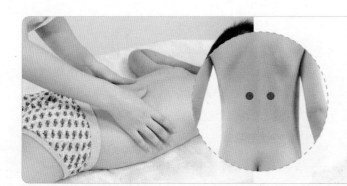

④按揉脾俞

用拇指指端点按脾俞穴，顺逆时针依次揉按，力度由轻至重再至轻。

时间：1分钟。
频率：50~100次/分钟。

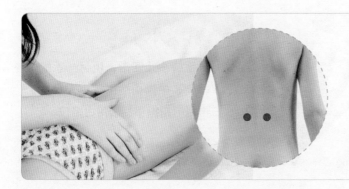

⑤按揉肾俞

用拇指指端点按肾俞穴，顺逆时针依次揉按，力度由轻至重再由重至轻。

时间：1分钟。
频率：50~100次/分钟。

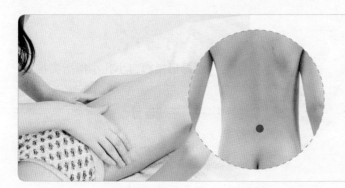

⑥按揉命门

用拇指指端按压在命门穴上，做顺时针方向回旋揉动，力度一般由轻至重再至轻。

时间：1分钟。
频率：50~100次/分钟。

14 小儿盗汗　自汗盗汗气阴虚

小儿盗汗是指小孩在睡熟时全身出汗，醒则汗止的病症。对于生理性盗汗一般不主张药物治疗，而是采取相应的措施，去除生活中导致汗出的因素。中医认为，汗为心液，若盗汗长期不止，心肾元气耗伤将十分严重，多主张积极治疗其病的根源。

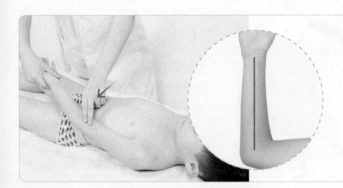

①清天河水

将食指和中指并拢，用指腹自腕推至肘，快速推摩天河水，力度适中。

次数：300~500次。
频率：150~200次/分钟。

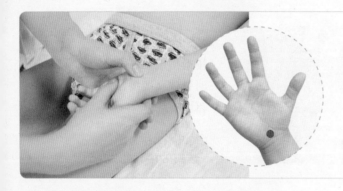

②揉小天心

一手持小儿四指，用另一手的食指、中指指端揉按小天心，再用拇指指甲逐渐用力掐按。

时间：1分钟。
频率：50~100次/分钟。

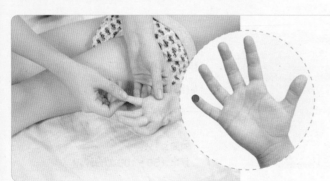

③清肾经

用拇指指腹自小儿小指指尖推到指根，力度由轻至重再至轻，手法连贯。

次数：300~500次。
频率：150~200次/分钟。

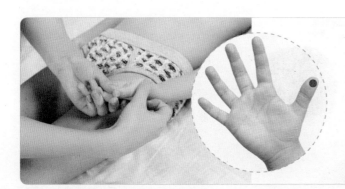

④推脾经

将拇指屈曲，循拇指桡侧缘由小儿的指尖向指根方向直推，力度适中。

时间：2~3分钟。
频率：150~200次/分钟。

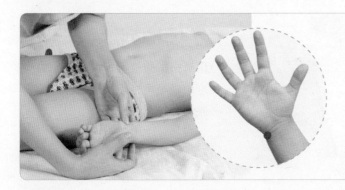

⑤揉按神门

用拇指沿顺时针方向揉按神门穴，力度适中，手法连贯，以酸胀感为宜。

时间：1分钟。
频率：50~100次/分钟。

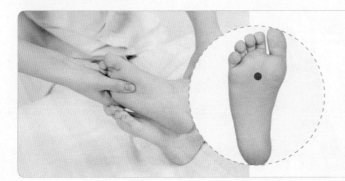

⑥点按涌泉

用拇指指腹点按涌泉穴，力度由轻至重，手法连贯，以酸胀感为宜。

次数：50~100次。
频率：150~200次/分钟。

15 小儿落枕　睡姿不当头颈痛

小儿落枕在临床上并不多见，但是它的发病机理却跟成人基本相似。中医所说"不通则痛"，可以很好地解释落枕疼痛的原因，主要因患侧胸锁乳突肌、斜方肌和肩胛提肌经脉闭阻、血脉不通、局部肌肉痉挛所致。

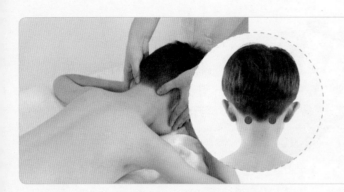

①揉风池

用拇指指腹旋转按揉风池，力度由轻至重，手法连贯，以酸胀感为宜。

时间：2~3分钟。
频率：150~200次/分钟。

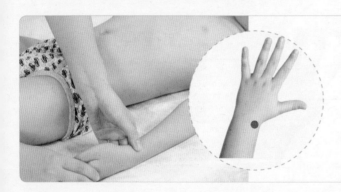

②揉按列缺

用拇指指腹放于列缺穴上，力度由轻至重，手法连贯，以酸胀感为宜。

时间：2~3分钟。
频率：150~200次/分钟。

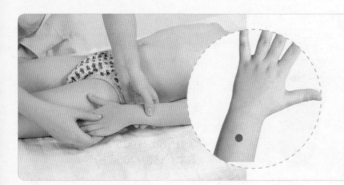

③揉按外关

用大拇指指腹揉按外关穴，力度适中。揉按过程中以有酸麻胀痛感为佳。

时间：2~3分钟。
频率：150~200次/分钟。

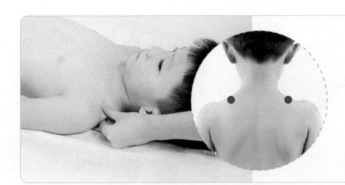

④拿捏肩井

将拇指、食指、中指相对，捏揉肩井穴，力度由轻至重，手法连贯，以酸胀感为宜。

时间：2~3分钟。
频率：150~200次/分钟。

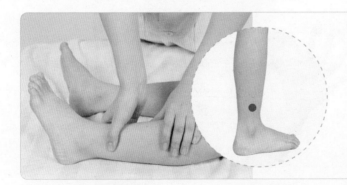

⑤点按悬钟

用拇指指腹点按悬钟穴，力度由轻至重，手法连贯，以酸胀感为宜。

时间：1分钟。
频率：150~200次/分钟。

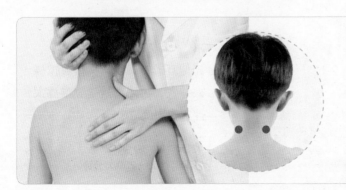

⑥按揉阿是穴

用拇指指腹点按阿是穴，力度由轻至重，手法连贯，以酸胀感为宜。

时间：2~3分钟。
频率：150~200次/分钟。

16 小儿失眠 睡眠不安易惊醒

小儿失眠是指小儿经常性睡眠不安或难以入睡、易醒等，导致小儿睡眠不足的病症。常伴有精神状况不佳、反应迟钝、疲劳乏力等问题。婴幼儿失眠的原因一般是由于饥饿或过饱、睡前过于兴奋或环境嘈杂、因与亲密抚养者分离而产生焦虑等。

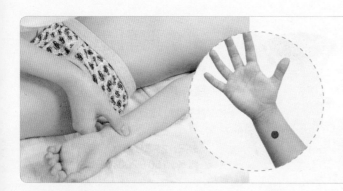

①按压内关

用大拇指指腹放在内关穴上，用力按压，双手交替进行，手法连贯，以酸胀感为宜。

时间：2~3分钟。
频率：150~200次/分钟。

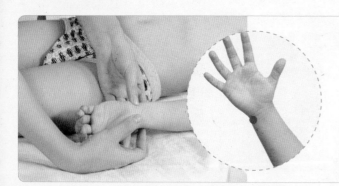

②揉按神门

用拇指沿顺时针方向揉按神门穴，力度由轻至重，手法连贯，以酸胀感为宜。

时间：1分钟。
频率：50~100次/分钟。

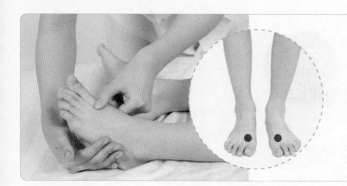

③按揉太冲

先伸直拇指，以拇指指腹按揉太冲穴，再用拇指指腹推揉太冲穴，力度适中。

时间：2~3分钟。
频率：150~200次/分钟。

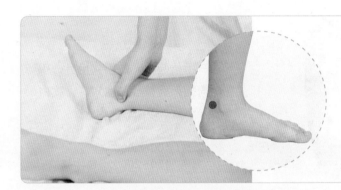

④按压太溪

用大拇指指腹放于太溪穴上，微用力按压，以局部有酸胀感为宜。

时间：2～3分钟。
频率：150～200次/分钟。

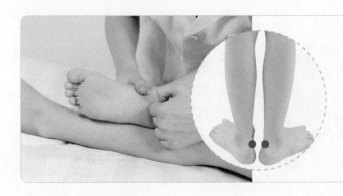

⑤顶按失眠

手握成拳头，用力顶按失眠穴，力度由轻至重，手法连贯，以酸胀感为宜。

次数：50～100次。
频率：50～100次/分钟。

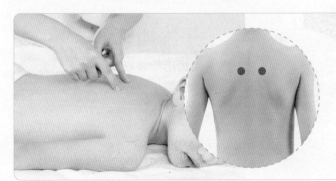

⑥点按心俞

用食指指腹点按心俞穴，力度由轻至重，手法连贯，以酸胀感为宜。

时间：2～3分钟。
频率：150～200次/分钟。

小儿湿疹

皮肤出疹多湿热

小儿湿疹是一种变态反应性皮肤病，即平常说的过敏性皮肤病，主要是对食入物、吸入物或接触物不耐受或过敏所致。患有湿疹的孩子起初皮肤发红，出现皮疹，继之皮肤粗糙、脱屑，抚摸孩子的皮肤如同触摸在砂纸上一样。

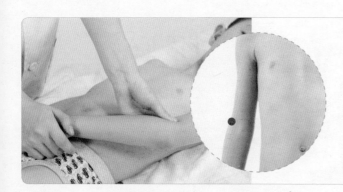

①按揉曲池

一手抬起小儿的手，用另一手拇指指腹按揉曲池穴，力度由轻至重，以酸胀感为宜。

次数：100~200次。
频率：150~200次/分钟。

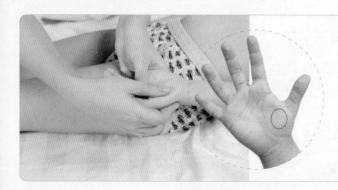

②揉板门

用拇指揉按小儿大鱼际，称为揉板门，先以顺时针方向揉，再用推法自指根推向横纹。

时间：2~3分钟。
频率：150~200次/分钟。

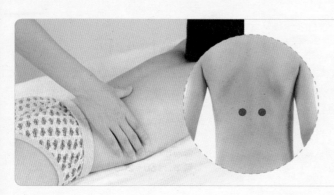

③按揉脾俞

用拇指指端点按脾俞穴，顺、逆时针依次揉按，力度由轻至重再至轻。

时间：1分钟。
频率：50~100次/分钟。

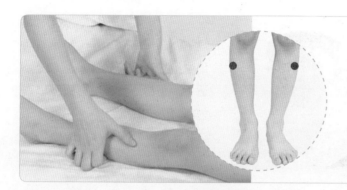

④按揉足三里

用拇指用力按压足三里穴一下，然后以顺时针的方向揉按三下，称一按三揉，即1次。

时间：2~3分钟。
频率：30次/分钟。

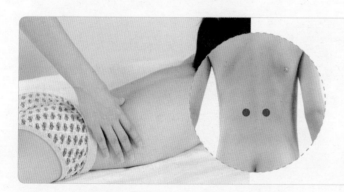

⑤按揉胃俞

用拇指指端按压在胃俞上，做顺时针方向的回旋揉动，力度一般由轻至重再至轻。

时间：1分钟。
频率：50~100次/分钟。

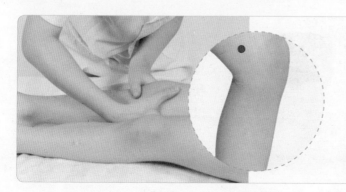

⑥捏揉血海

将拇指与食指、中指相对成钳形，一收一放揉捏血海穴，力度由轻至重，以酸胀感为宜。

时间：1分钟。
频率：50~100次/分钟。

18 小儿牙痛　　牙龈肿痛胃火盛

小儿牙痛是指小儿牙齿由内因或外因而引起的疼痛，痛时往往伴有不同程度的牙龈肿胀，一般6岁左右的儿童患病较多，因为乳牙开始脱落。一般来说，牙痛和龋齿也有很大关系，而龋齿产生的主要原因是没有良好的卫生习惯，从而导致牙痛。

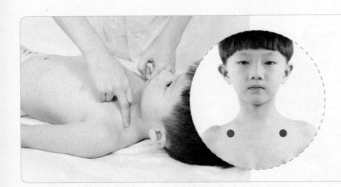

①揉按缺盆

用中指指腹揉按缺盆穴，力度适中，手法连贯，以有酸胀感为宜。

时间：2～3分钟。
频率：60次/分钟。

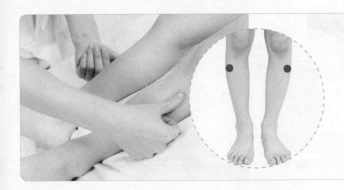

②按揉足三里

用拇指用力按压足三里穴一下，然后以顺时针的方向揉按三下，称一按三揉，即1次。

时间：2～3分钟。
频率：30次/分钟。

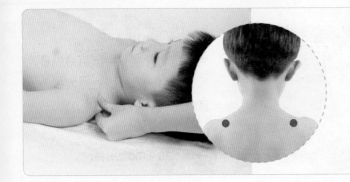

③拿捏肩井

将拇指、食指、中指相对呈钳状，捏揉肩井穴，力度适中，以有酸胀感为宜。

时间：2～3分钟。
频率：60次/分钟。

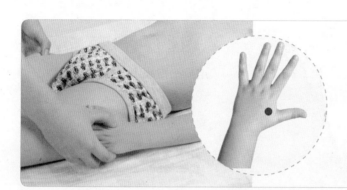

④揉合谷

用拇指指腹点揉合谷，力度由轻至重，手法连贯，以有酸胀感为宜。

时间： 2～3分钟。
频率： 150～200次/分钟。

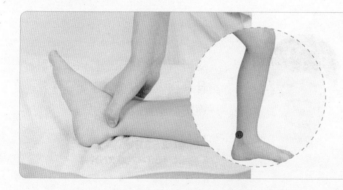

⑤掐按太溪

用拇指指尖掐按太溪穴，力度由轻至重，手法连贯，以有酸胀感为宜。

时间： 2～3分钟。
频率： 40次/分钟。

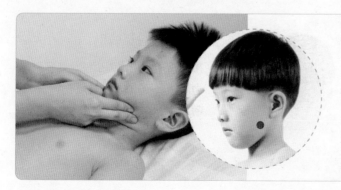

⑥按压颊车

将食指和中指指腹放于同侧面部颊车穴上，适当用力，由轻渐重按压此穴。

时间： 2～3分钟。
频率： 40次/分钟。

19 小儿鼻炎　鼻塞鼻痒流鼻涕

小儿鼻炎是指小儿鼻腔黏膜和黏膜下组织出现的炎症，从发病的急缓及病程的长短来说，可分为急性鼻炎和慢性鼻炎。另外，还有一种十分常见的与外界环境有关的鼻炎，即过敏性鼻炎。临床以鼻塞、流鼻涕、遇冷空气打喷嚏为主要症状。

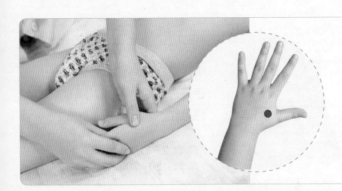

①揉合谷

用拇指指腹点揉合谷，力度由轻至重，手法连贯，以有酸胀感为宜。

时间：2~3分钟。
频率：150~200次/分钟。

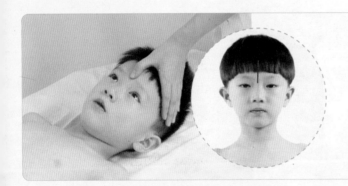

②按揉攒竹

用拇指指腹按压攒竹穴，顺时针揉按，力度由轻至重，手法连贯，以有酸胀感为宜。

时间：2~3分钟。
频率：150~200次/分钟。

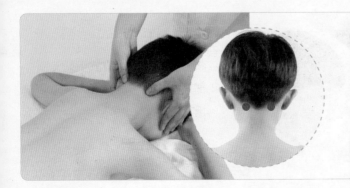

③点揉风池

用拇指指腹稍用力点揉风池穴，力度由轻至重，手法连贯，以有酸胀感为宜。

次数：50~80次。
频率：50~100次/分钟。

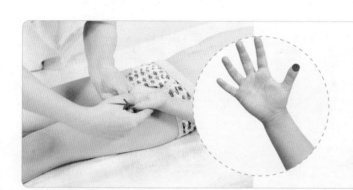

④推脾经

将拇指屈曲，循拇指桡侧缘由小儿的指尖向指根方向直推，手法连贯，以有酸胀感为宜。

时间：2~3分钟。
频率：150~200次/分钟。

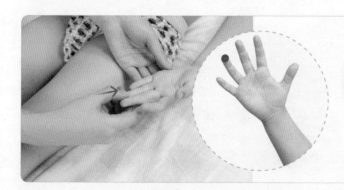

⑤清肺经

用拇指指腹由无名指指尖推到指根，反复操作，手法连贯，以有酸胀感为宜。

次数：300~500次。
频率：150~200次/分钟。

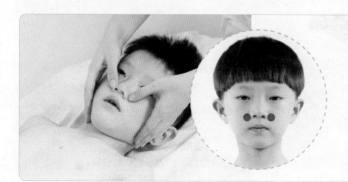

⑥点按迎香

用拇指指腹轻轻点按迎香穴，以顺时针方向做回旋揉动，手法连贯，以有酸胀感为宜。

时间：2~3分钟。
频率：150~200次/分钟。

20 小儿肥胖 营养过剩体质差

小儿肥胖是指小儿体重超过同性别、同年龄健康儿或同身高健康儿的平均水平，多见于单纯由于饮食过多所引起的肥胖，是一种常见的营养失衡现象。小儿肥胖与生活方式密切相关，主要与营养过剩、缺乏运动及家庭溺爱有关。

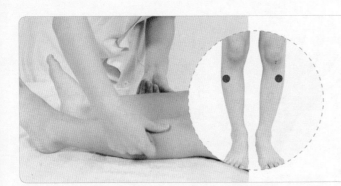

①按揉足三里

用拇指用力按压足三里穴一下，然后以顺时针的方向揉按三下，称一按三揉，即1次。

时间：2~3分钟。
频率：30次/分钟。

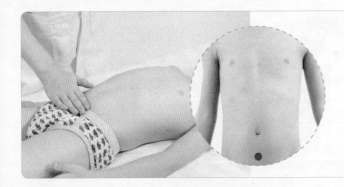

②揉关元

用食指、中指、无名指三指指腹按压在关元穴上，以顺时针的方向揉按，力度适中。

次数：50~80次。
频率：80~100次/分钟。

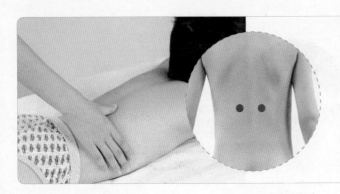

③按揉脾俞

用拇指指端点按脾俞穴，先以顺时针的方向揉按，再以逆时针的方向揉按。

时间：1分钟。
频率：50~100次/分钟。

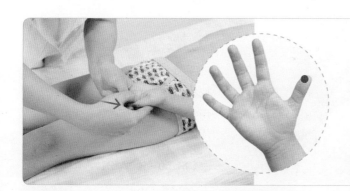

④推脾经

将拇指屈曲，循拇指桡侧缘由小儿的指尖向指根方向直推，手法连贯，以有酸胀感为宜。

时间：2~3分钟。
频率：150~200次/分钟。

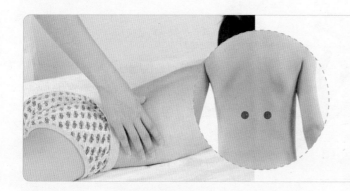

⑤按揉胃俞

用拇指指端按压在胃俞上，做顺时针方向的回旋揉动，力度一般由轻至重再至轻。

时间：1分钟。
频率：50~100次/分钟。

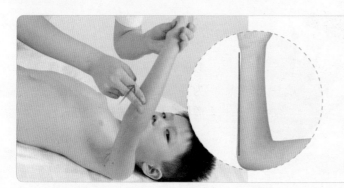

⑥退六腑

将食指和中指并拢，用指腹自肘而下推摩六腑，手法连贯，以有酸胀感为宜。

次数：300~500次。
频率：150~200次/分钟。

21 小儿惊吓　　心虚胆怯易受惊

由于小儿神经系统尚未发育完全，对外界突然出现的强烈刺激，如声音、光线、跌落等各种因素不能充分适应，使小儿神经系统产生暂时性功能失调，导致精神方面出现一些异常症状。其主要症状表现为哭闹不休、睡眠不安、不思饮食等。

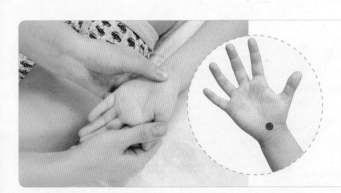

①揉小天心

一手持小儿四指，用另一手的拇指指腹揉按小天心，再用拇指指尖逐渐用力掐按此穴。

时间：1分钟。
频率：50～100次/分钟。

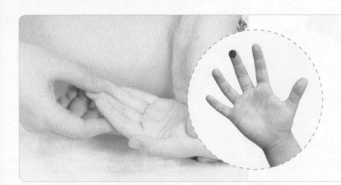

②清心经

一手托住小儿的手掌，用另一手拇指指腹沿中指桡侧直推心经穴，手法连贯。

次数：300～500次。
频率：150～200次/分钟。

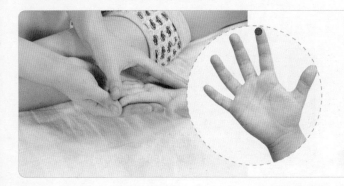

③推肝经

顺时针旋转推小儿食指掌面称为补。由食指掌面末节指纹推向指尖称为清。统称推肝经。

次数：300～500次。
频率：150～200次/分钟。

● **基础选穴**

小天心镇惊安神；心经宁心安神；肝经平肝熄风定惊；内八卦宽胸利膈、理气化痰；大横纹平和阴阳、调和气血；囟门镇静安神。六穴配伍，有效缓解小儿惊吓。

● **随症配穴**

心脾两虚，加用脾俞、中脘；胆气不足型，加用胆俞，胆经。

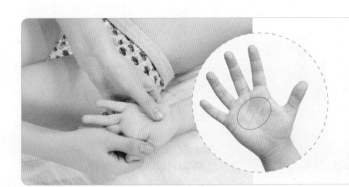

④运内八卦

用食指、中指两指指腹按压在掌心上，以顺时针的方向运揉，称顺运内八卦。

次数：300~500次。
频率：150~200次/分钟。

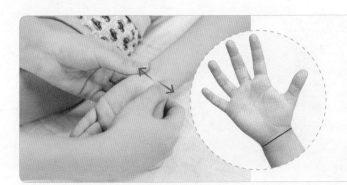

⑤推大横纹

用双手拇指从小儿总筋向两旁推，称分阴阳。反之，称合阴阳。统称推阴阳。

时间：2~3分钟。
频率：150~200次/分钟。

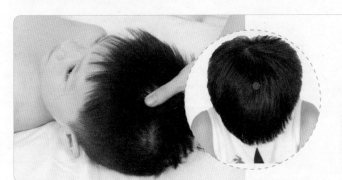

⑥揉囟门

以全掌或拇指螺纹面轻揉（囟门未闭合者，切勿用此法），称揉囟门。

时间：1分钟。
频率：50~100次/分钟。

22 小儿百日咳　咳嗽尾音如鸡鸣

小儿百日咳是小儿常见的一种呼吸道传染性疾病，是由百日咳杆菌引起，以阵发性痉挛咳嗽，伴有鸡鸣样吸气声或吸气样吼声为其主要特征。发病初期，有流鼻涕、打喷嚏、低热、轻微咳嗽，数日后咳嗽加重，转变为阵咳或剧烈咳嗽。

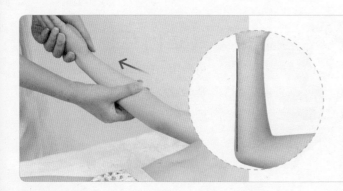

①退六腑

用拇指指腹自肘而下推摩六腑，力度由轻至重，手法轻快连贯。

次数：300~500次。
频率：150~200次/分钟。

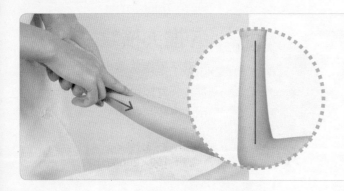

②清天河水

将食指和中指并拢，用指腹自腕推至肘，快速推摩天河水，手法连贯。

次数：300~500次。
频率：150~200次/分钟。

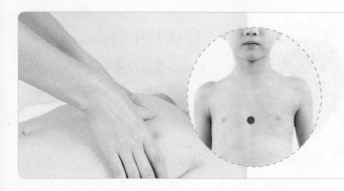

③揉膻中

用拇指指腹稍用力旋转按揉膻中穴，力度轻柔，手法连贯，以酸胀感为宜。

时间：2~3分钟。
频率：150~200次/分钟。

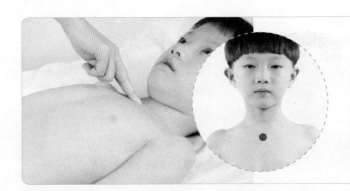

④揉按天突

将食指、中指合并，以两指指腹以顺时针方向揉按天突穴，力度轻柔，以酸胀感为宜。

时间： 2～3分钟。
频率： 150～200次/分钟。

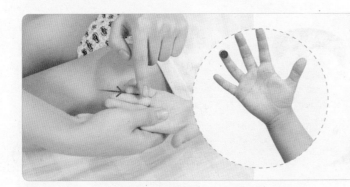

⑤清肺经

用拇指指腹由无名指指尖推到指根，反复操作，力度轻柔，手法连贯。

次数： 300～500次。
频率： 150～200次/分钟。

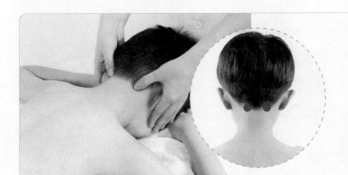

⑥点揉风池

用拇指指腹点揉风池穴，力度轻柔，手法连贯，以有酸胀感为宜。

次数： 50～80次。
频率： 50～100次/分钟

小儿咽炎

咽部充血咽痒痛

小儿咽炎是指小儿因咽部黏膜、黏膜下组织和淋巴组织病变所产生的感染,可分为急性咽炎和慢性咽炎。急性咽炎起病较急,初起时咽部干燥、灼热,继而出现咽痛、唾液增多。慢性咽炎张口可见咽部呈慢性充血,咽部可有各种不适感觉,如发痒、异物感等症状。

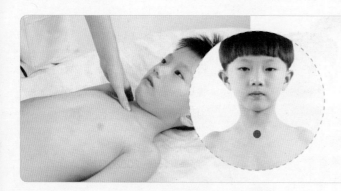

①按揉天突

用拇指指腹以顺时针方向揉按天突穴,力度轻柔,手法连贯,以酸胀感为宜。

时间:2~3分钟。
频率:150~200次/分钟。

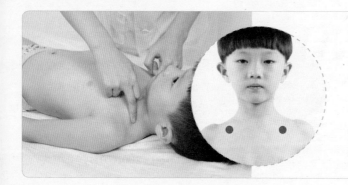

②按揉缺盆

用中指指腹点揉缺盆,力度由轻至重,手法连贯,以酸胀感为宜。

时间:2~3分钟。
频率:150~200次/分钟。

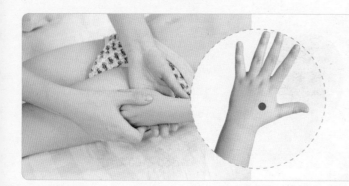

③按揉合谷

用拇指指腹按揉合谷穴,力度由轻至重,手法连贯,以酸胀感为宜。

时间:2~3分钟。
频率:150~200次/分钟。

● **基础选穴**

天突通利气道、降痰宣肺；缺盆清热散结、宣肺调气；合谷清热止痛；大鱼际缓解鼻塞、咽痛；少商宣肺利咽；风府通关开窍。六穴配伍，有效缓解小儿咽炎。

● **随症配穴**

外感风热，加肺经、大椎；肺胃热盛，加天河水、大肠经；肺肾阴虚，加膻中。

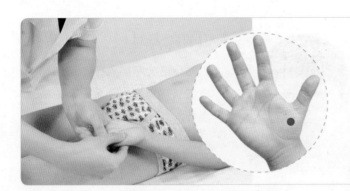

④按揉大鱼际

用拇指指腹按揉大鱼际，力度由轻至重，手法连贯，以酸胀感为宜。

时间：2~3分钟。
频率：150~200次/分钟。

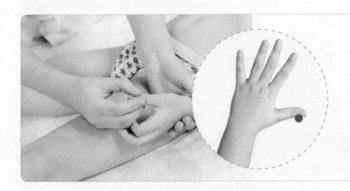

⑤掐少商

将拇指和食指做钳状，夹住拇指的指甲旁两侧，一夹一松，力度由轻渐重。

时间：2~3分钟。
频率：150~200次/分钟。

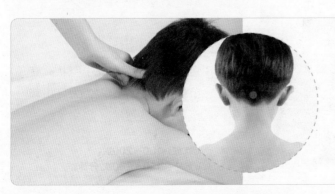

⑥按揉风府

用拇指指腹稍用力点揉风府穴，力度由轻至重，手法连贯，以酸胀感为宜。

次数：50~80次。
频率：50~100次/分钟

24 小儿惊风 高热神昏伴抽搐

小儿惊风又称"小儿惊厥"，是小儿时期常见的一种急重病症，其临床症状多以抽搐伴高热、昏迷为主。常见于5岁以下的小儿，年龄越小，发病率越高。往往比较凶险，变化快，威胁生命。小儿惊风，治疗上主要以清热、豁痰、镇惊、熄风为治疗原则。

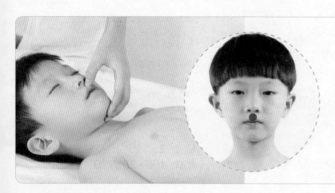

①掐人中

用拇指指尖叩掐人中，切勿掐破皮肤，力度由轻至重，手法连贯，醒后即止。

> 时间：2~3分钟。
> 频率：10次/分钟。

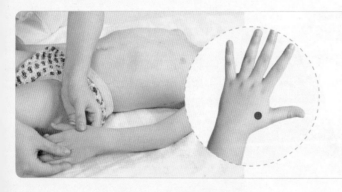

②揉合谷

用拇指指腹点揉合谷，力度由轻至重，手法连贯，以酸胀感为宜。

> 时间：2~3分钟。
> 频率：150~200次/分钟。

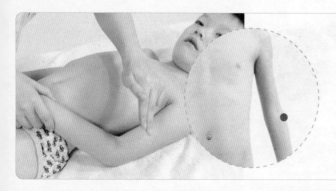

③拍打曲池

搓热掌心，手掌成中空状，有节奏地拍打曲池穴，力度由轻至重，手法连贯。

> 次数：100~200次。
> 频率：150~200次/分钟。

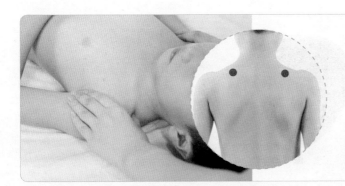

④拿捏肩井

将拇指、食指、中指指腹放于肩井穴上捏揉，力度适中，手法连贯。

时间：2~3分钟。
频率：150~200次/分钟。

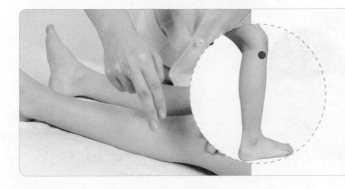

⑤点按阳陵泉

用食指、中指指腹点按阳陵泉穴，力度由轻至重，手法连贯，以酸胀感为宜。

时间：2~3分钟。
频率：150~200次/分钟。

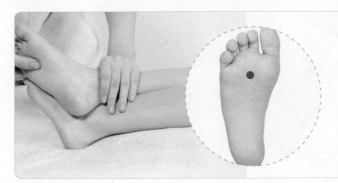

⑥点按涌泉

用拇指指腹点按涌泉穴，力度由轻至重，手法连贯，以酸胀感为宜。

次数：50~100次。
频率：150~200次/分钟。

25 小儿多动症　　多动爱跑学习差

小儿多动症即注意缺陷多动障碍，与同龄儿童相比，小儿有明显的注意力不集中、易受干扰、活动过度等特征。小儿多动症是儿童时期最常见的行为障碍，通常于6岁前起病，很多小儿症状可持续到青春期，主要临床表现为注意力不集中、不适当地奔跑、反应迟钝等。

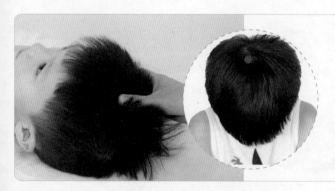

①点按百会

将拇指指腹按在头顶中央的百会穴，顺、逆时针依次揉按，力度由轻至重，以酸胀感为宜。

次数：50~80次。
频率：80~100次/分钟。

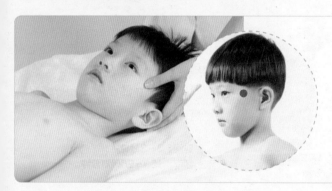

②按揉太阳

用拇指指腹顺时针或逆时针揉太阳穴，力度轻柔，手法连贯，以酸胀感为宜。

次数：150~500次。
频率：150~200次/分钟。

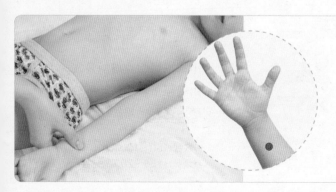

③按压内关

将拇指指尖放在内关穴上，用力按压，双手交替进行，力度由轻至重，以酸胀感为宜。

时间：2~3分钟。
频率：150~200次/分钟。

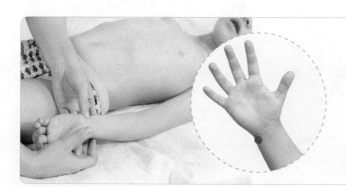

④揉按神门

用拇指沿顺时针方向揉按神门穴，力度由轻至重，手法连贯，以酸胀感为宜。

时间：1分钟。
频率：50~100次/分钟。

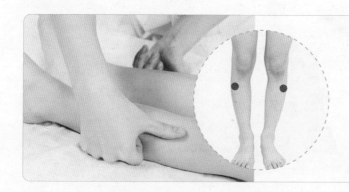

⑤按揉足三里

用拇指用力按压足三里穴一下，然后以顺时针的方向揉按三下，称一按三揉，即1次。

时间：2~3分钟。
频率：30次/分钟。

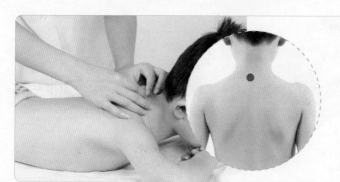

⑥捏大椎

将拇指、食指、中指相对呈钳状，由轻至重捏揉大椎，手法连贯，以酸胀感为宜。

时间：1分钟。
频率：50~100次/分钟。

26 小儿手足口病

疱疹溃破疼痛甚

小儿手足口病，又称"发疹性水疱性口腔炎"，是一种儿童传染病，多见于5岁以下儿童，主要症状为手、足和口腔黏膜出现疱疹或破溃后形成溃疡。常见表现有发热，口腔黏膜、手掌或脚掌出现米粒大小的疱疹，疼痛明显，疱疹周围有炎性红晕，疱内液体较少。

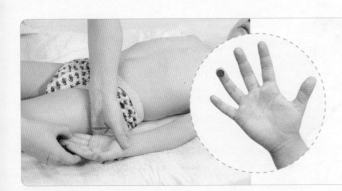

①清肺经

用拇指指腹由无名指指尖推到指根，反复操作，力度适中，手法连贯。

次数：300~500次。
频率：150~200次/分钟。

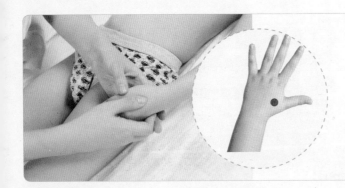

②按揉合谷

用拇指指腹按揉合谷穴，力度由轻至重，手法连贯。

时间：2~3分钟。
频率：150~200次/分钟。

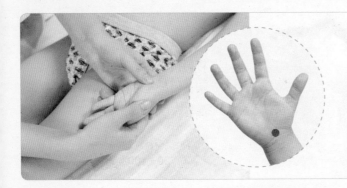

③揉小天心

一手持小儿四指，另一手的食指、中指揉按小天心，再用拇指指甲逐渐用力掐按此穴。

时间：1分钟。
频率：50~100次/分钟。

- **基础选穴**

肺经补肺益气、宣肺清热；合谷清热止痛；小天心清热、利尿通淋；肝经平肝泻火；三关补气行气、发汗解表。六穴配伍，有效缓解小儿手足口病。

- **随症配穴**

脾肺气虚，加脾俞、中脘；热毒炽盛，加胃俞、六腑；邪毒逆传心包，加心经。

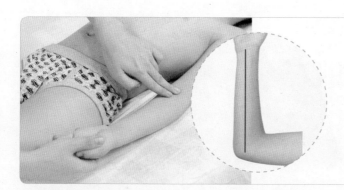

④清天河水

将食指和中指并拢，用指腹自腕推至肘，快速推摩天河水。

次数：300~500次。
频率：150~200次/分钟。

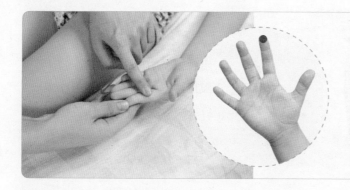

⑤推肝经

用拇指顺时针旋推小儿的食指螺纹面为补。由食指掌纹推向指尖称为清。统称推肝经。

次数：300~500次。
频率：150~200次/分钟。

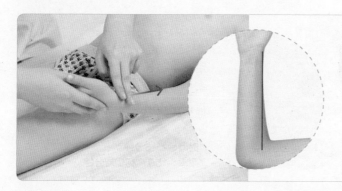

⑥推三关

将食指和中指并拢，用两指指腹沿着小儿前臂桡侧，自腕部推向肘。

次数：300~500次。
频率：150~200次/分钟。

腹痛腹胀无排便

小儿肠梗阻是指小儿肠管内或肠管外的病变引起肠内容物通过障碍的病症。肠梗阻分两大类，一类叫机械性肠梗阻，另一类叫功能性肠梗阻。临床表现有腹痛、腹胀、呕吐、无大便、肛门无排气等症状。

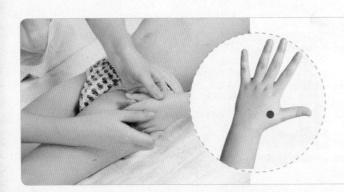

①按揉合谷

用拇指指腹按揉合谷穴，力度由轻至重，手法连贯，以酸胀感为宜。

时间：2~3分钟。
频率：150~200次/分钟。

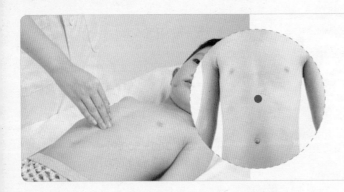

②按揉中脘

用食指、中指、无名指三指指腹按揉中脘穴，力度适中，幅度逐渐扩大。

时间：2~3分钟。
频率：150~200次/分钟。

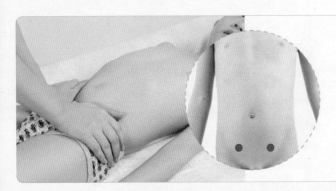

③按压气冲

用手掌按压两侧气冲穴，一压一提，配合小儿的呼吸有节奏地按压，力度适中。

时间：2~3分钟。
频率：150~200次/分钟。

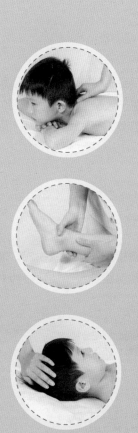

第4章

治病不如防病，

日常保健才是健康的根本

宝宝健康平安快乐地成长，是每个父母最朴实的愿望。父母会希望小孩子吃饭香、睡得好、体质好、少生病、爱长个子等，那么怎样才能实现这些小愿望呢，小儿推拿保健可以帮助您解决这些困扰。

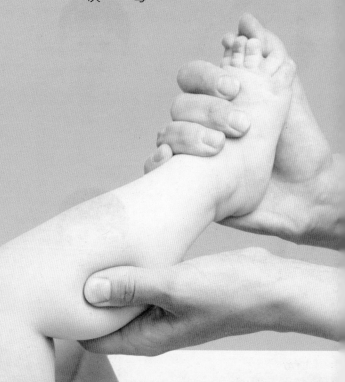

01 保护视力　眼睛明亮视力好

现代社会中，越来越多的电子产品深受小朋友的喜爱，这使得小孩长期用眼过度。加上课业负担过重，每天大量的阅读写作导致其长期的视觉疲劳，日久容易造成近视眼。刺激人体穴位可以达到保护眼睛、恢复视力的作用。

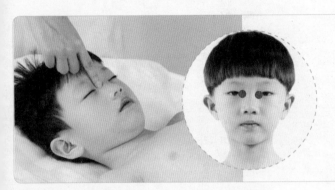

①揉睛明

用食指指腹按揉睛明穴，能够带动深层神经和加速眼部血液循环。

时间：1~2分钟。
频率：150~200次/分钟。

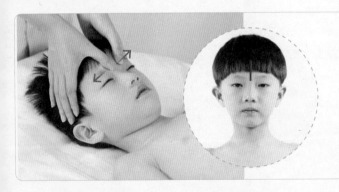

②按攒竹

用双手拇指从眉头攒竹穴按摩至眉尾，力度适中，可以舒缓上眼骨的神经。

时间：1~2分钟。
频率：150~200次/分钟。

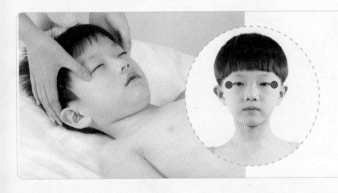

③按瞳子髎

用双手拇指指腹点按瞳子髎穴，力度轻柔，以点按局部有酸胀感为宜。

时间：1~2分钟。
频率：150~200次/分钟。

02 益智补脑　大脑聪明学习好

　　很多父母喜欢在学龄前给宝宝们购买开发智力的早期教育图书、益智游戏，刺激孩子的大脑发育，提高小孩子学习能力。这些得建立在保障孩子均衡的日常饮食、充足的作息时间的前提下。为了满足小孩子脑力发展上的"嗷嗷待哺"，也可以利用穴位益智补脑。

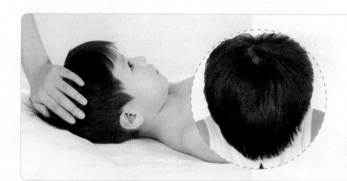

①点按百会

用手掌按在头顶中央的百会穴，先以顺时针方向揉按，再以逆时针的方向揉按。

时间：1～2分钟。
频率：150～200次/分钟。

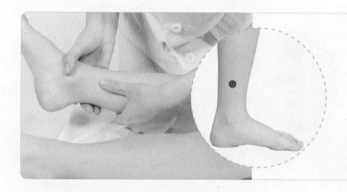

②按压三阴交

用拇指指腹按压在三阴交穴上，先以顺时针的方向揉按，再以逆时针的方向揉按。

时间：1～2分钟。
频率：150～200次/分钟。

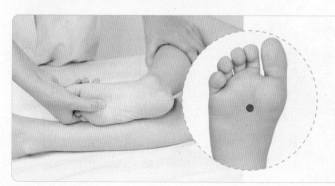

③点按涌泉

用拇指指腹点按涌泉穴，力度由轻至重，手法连贯，以有酸胀感为宜。

时间：1～2分钟。
频率：150～200次/分钟。

怎样才能让宝宝们吃得好，睡得香，长个子，还有一个强健的体魄呢？这就需要我们动一动了。工作之余我们可以学些保健推拿手法，来帮助宝宝们强健骨骼。因为通过经络穴位的推拿可以疏通经络，推动全身气血运行，促进新陈代谢，有利于骨骼发育。

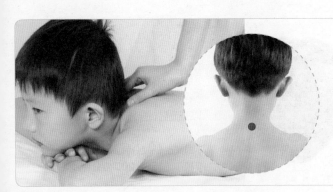

①挟提大椎

将拇指和食、中两指相对，挟提大椎穴，力度由轻至重，手法连贯。

> **时间：** 1~2分钟。
> **频率：** 150~200次/分钟。

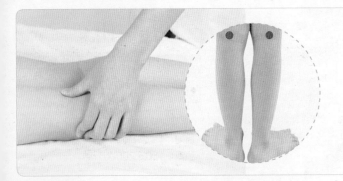

②揉按委中

用拇指指腹旋转揉按委中穴，力度由轻至重，手法连贯，以有酸胀感为宜。

> **时间：** 1~2分钟。
> **频率：** 150~200次/分钟。

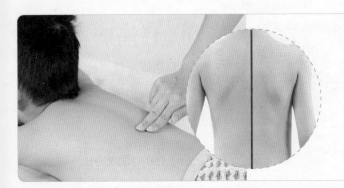

③推脊柱

用食指、中指两指指腹自下而上直推脊柱，力度适中，以皮肤微微发热为佳。

> **时间：** 1~2分钟。
> **频率：** 150~200次/分钟。

儿童肠胃功能较弱，稍有不慎，肠胃功能容易紊乱，加上免疫力较弱，进食辛辣刺激的食物或天气炎热、干燥的时候容易上火，导致体内水分流失，出现便秘、扁桃体炎、发热等。日常生活中通过刺激穴位的方法，可以帮助小儿清热泻火，在源头上减少上火现象的产生。

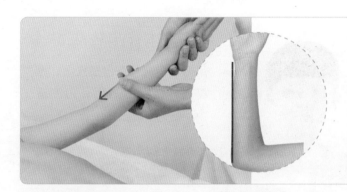

①推六腑

用拇指指腹自腕横纹尺侧推向肘横纹尺侧，力度适中，手法连贯。

时间：1～2分钟。
频率：150～200次/分钟。

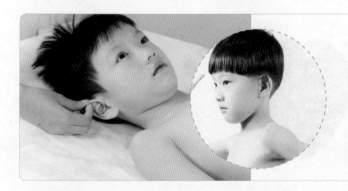

②挟提耳尖

将拇指和食、中两指相对成钳状，挟提耳尖穴，力度由轻至重，手法连贯。

时间：1～2分钟。
频率：150～200次/分钟。

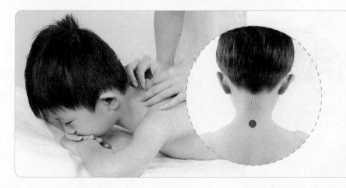

③挟提大椎

将拇指和食、中两指相对成钳状，挟提大椎穴，双手交替捻动，力度适中。

时间：1～2分钟。
频率：150～200次/分钟。

小儿气血未充，神识未发，精气未足，神经系统发育不完全，对于外界事物的刺激反应非常敏感，易受惊吓，严重时甚至会导致惊厥。推拿可以帮助孩子培补元气、平肝熄风、宁心安神，增强孩子适应外部环境的能力，保护孩子的身心健康。

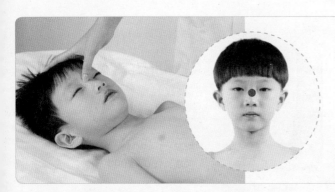

①掐压山根

用拇指指端按在山根穴上，做深入并持续的掐压，力度适中，避免掐破皮肤。

时间：1~2分钟。
频率：150~200次/分钟。

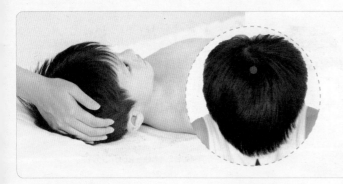

②揉按百会

将手掌按在头顶中央的百会穴，以顺时针方向揉按百会穴，力度适中，手法连贯。

时间：1~2分钟。
频率：150~200次/分钟。

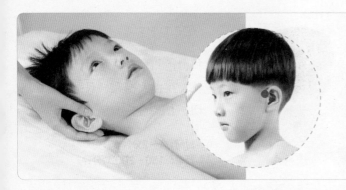

③揉按耳门

手指指腹紧贴耳门，先逆时针揉按，再顺时针揉按，力度适中，以有酸胀感为度。

时间：1~2分钟。
频率：150~200次/分。

06 健脾养胃　脾胃好，吃饭香

　　小儿脾胃娇弱，无论外感还是内伤都容易伤及脾胃功能，出现食欲不振、泄泻、消瘦等症状。由于小儿自理能力差，容易乱吃东西，易发生腹泻等消化道疾病。中医的穴位刺激疗法，有利于气血的运行和生化，调理脾胃功能，小儿吃饭香，父母也少担心。

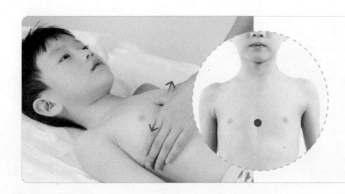

①推膻中

用双手拇指指腹从膻中穴向两边分推至乳头处，力度适中，手法连贯。

> 时间：1～2分钟。
> 频率：150～200次/分钟。

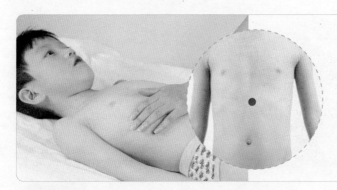

②揉中脘

用手掌紧贴着中脘穴揉按，皮下的组织要被揉动，反复操作，力度由轻至重。

> 时间：1～2分钟。
> 频率：150～200次/分钟。

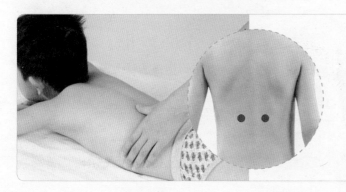

③揉按脾俞

用拇指指腹以顺时针的方向揉按脾俞穴，力度由轻至重，宜有酸胀感为宜。

> 时间：1～2分钟。
> 频率：150～200次/分钟。

消食化积　　肠胃消化不积食

　　小儿饮食不知自节，而脾胃功能又较娇弱，往往会使消化系统负荷太重，多吃几口或吃了不易消化的东西，就容易产生积食。3岁以下的宝宝，积食不消，体内过热，表现为舌苔厚、口臭、唇红、小便黄，大便干燥或便秘。出现这种状况可采用推拿疗法消食化积。

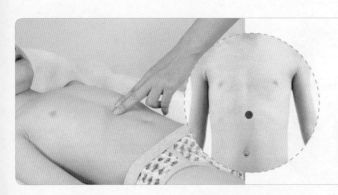

①按揉中脘

将食指、中指并拢，用两指指腹以顺时针方向揉按中脘穴，力度适中，手法连贯。

时间： 1~2分钟。
频率： 150~200次/分钟。

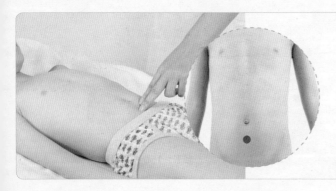

②按揉气海

用食指、中指两指指腹以顺时针方向揉按气海穴，力度由轻至重，以酸胀感为宜。

时间： 1~2分钟。
频率： 150~200次/分钟。

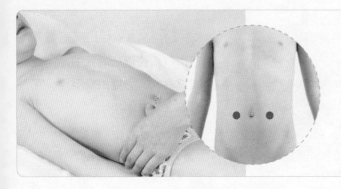

③揉天枢

用拇指指腹揉天枢穴，力度由轻至重，手法连贯，以有酸胀感为宜。

时间： 1~2分钟。
频率： 150~200次/分钟。

调理肠道 排便正常消化好

很多小孩不爱吃蔬菜，爱挑食，一些宠溺小朋友的家长又不知道引导，放任其偏食的习惯，长期易造成小儿肠胃蠕动缓慢，消化不良，引起便秘。为了改善这种情况，家长一方面应正当指引孩子们的饮食习惯，一方面可以运用推拿疗法为小孩调理肠道。

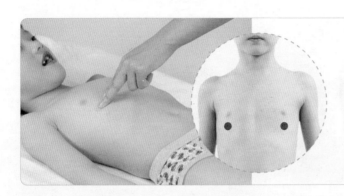

①按揉乳根

用食指、中指两指指端点按在乳根穴上，以顺时针的方向揉按，力度适中。

时间：1~2分钟。
频率：150~200次/分钟。

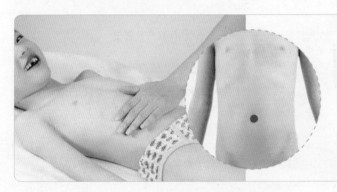

②摩神阙

将手掌放在神阙穴上，手掌不要紧贴皮肤，在皮肤表面做顺时针回旋性的摩动。

时间：1~2分钟。
频率：150~200次/分钟。

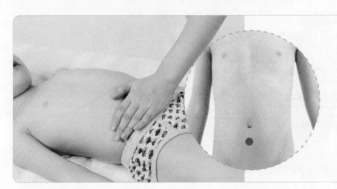

③摩气海

将手掌放在气海穴上，在皮肤表面做顺时针回旋性的摩动，力度适中，手法连贯。

时间：1~2分钟。
频率：150~200次/分钟。

气虚以少气懒言、动则喘促、怕风自汗、神疲倦怠、食欲不振为主症。营养性贫血是指因缺乏生血所必需的营养物质如铁、叶酸、维生素D等，导致造血功能低下的一种疾病。通过穴位的推拿可以促进经络的运行和全身气血的营养，能够促进血液的新陈代谢，补血养血。

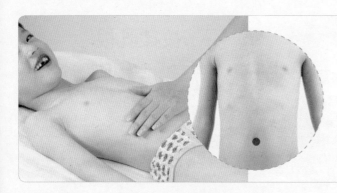

①摩神阙

将手掌放在神阙穴上，手掌不要紧贴皮肤，在皮肤表面做顺时针回旋性的摩动。

时间：1～2分钟。
频率：150～200次/分钟。

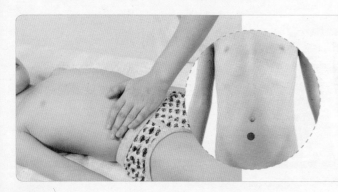

②摩气海

将手掌放在气海穴上，在皮肤表面做顺时针回旋性的摩动，力度适中，手法连贯。

时间：1～2分钟。
频率：150～200次/分钟。

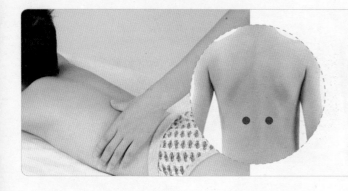

③揉按脾俞

用拇指指腹以顺时针方向揉按脾俞穴，力度由轻至重，以有酸胀感为宜。

时间：1～2分钟。
频率：150～200次/分钟。

10 消除疲劳　精力充沛不叫累

　　儿童大脑疲惫可以从三个特征看出来：坐立不安——一些儿童在学习一段时间之后，会表现出坐立不安的状态；哭闹不休——有些儿童一旦疲倦就会哭闹不休；瞌睡——有的儿童会在学习时哈欠连天。家长可以采用以下推拿疗法，有效帮助儿童消除疲劳。

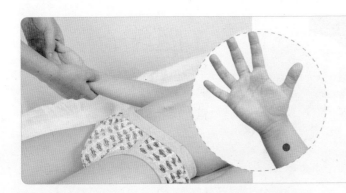

①按压内关

用大拇指指端放在内关穴上，用力按压，双手交替进行，力度适中，以酸胀感为宜。

时间：1～2分钟。
频率：150～200次/分钟。

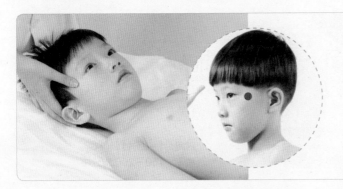

②按揉太阳

将两手食指指尖分别放于两侧太阳穴上，顺时针或逆时针揉太阳穴，力度适中。

时间：1～2分钟。
频率：150～200次/分钟。

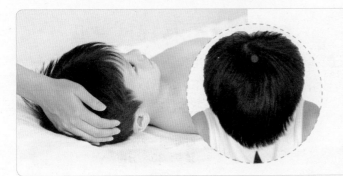

③揉按百会

将手掌按在头顶中央的百会穴，以顺时针方向揉按百会穴，力度适中。

时间：1～2分钟。
频率：150～200次/分钟。

小儿免疫力较弱，容易感染病菌，患上一些急、慢性疾病。为了加速新陈代谢，促进机体发育，增强免疫功能，提高抗病能力，父母除了可以给小儿补充营养，陪小儿锻炼身体外，在日常生活中还可以运用推拿疗法来增强小儿免疫力，以便达到强身健体的目的。

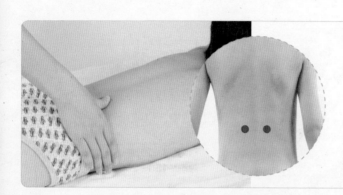

①按揉肾俞

用拇指指端点按肾俞穴，顺逆时针依次揉按，力度由轻至重，再由重至轻。

时间：1～2分钟。
频率：150～200次/分钟。

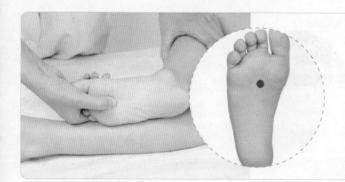

②点按涌泉

用拇指指腹点按涌泉穴，力度由轻至重再至轻，以有酸胀感为宜。

时间：1～2分钟。
频率：150～200次/分钟。

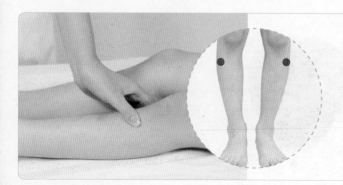

③按揉足三里

用拇指用力按压足三里穴一下，然后以顺时针的方向揉按三下，称一按三揉，即1次。

时间：1～2分钟。
频率：30次/分钟。